Eva Marbach

Erfolgreich abnehmen mit Schüssler-Salzen

Stoffwechsel aktivieren und Abnehmhindernisse auflösen

W0001241

EMV

Oft verhindern Stoffwechselblockaden das erfolgreiche Abnehmen trotz Bewegung und Ernährungsumstellung. Schüssler-Salze können helfen, diese Abnehmhindernisse beiseite zu räumen und den Stoffwechsel zu beleben.

Dieses Buch beschreibt ausführlich die 27 Schüßlersalze und ihre Wirkung auf den Stoffwechsel und das Appetitzentrum. Außerdem gibt es eine Anleitung für eine drei bis sechs-wöchige Kur. Ein Selbsttest mit Fragebogen zum Herausfinden der individuell passendsten Schüsslersalze runden den Inhalt ab.

Über die Autorin:

Eva Marbach, Jahrgang 1962, ist seit 19 Jahren Heilpraktikerin. Im vorliegenden Buch verbindet sie ihre Freude über die Heilkraft der Schüßlersalze mit ihrem Wissen über die Vorgänge im Körper, die über Schlankheit oder Übergewicht entscheiden. Im Internet schreibt und betreut Eva Marbach zahlreiche Webseiten zu Gesundheitsthemen, darunter mehrere Schüßlersalze-Seiten.

Eva Marbach

Erfolgreich abnehmen
mit Schüssler-Salzen

Stoffwechsel aktivieren und Abnehmhindernisse auflösen

Eva Marbach Verlag

Bibliografische Information der Deutschen Nationalbibliothek

Die Deutsche Nationalbibliothek verzeichnet diese Publikation in der Deutschen Nationalbibliografie; detaillierte bibliografische Daten sind im Internet über http://dnb.d-nb.de abrufbar.

Originalausgabe

Eva Marbach Verlag, Breisach

Copyright © 2008: Eva Marbach Verlag, Breisach

http://verlag.eva-marbach.net

Umschlaggestaltung: Eva Marbach

Herstellung: Books on Demand GmbH, Norderstedt

Printed in Germany

ISBN-10: 3-938764-05-3
ISBN-13: 978-3-938764-05-8

Inhaltsverzeichnis

Inhaltsverzeichnis 5

Übergewicht - ein Massenphänomen 9

Schüssler-Salze und der Stoffwechsel 9

Wirkungsweise der Schüsslersalze 10

Potenzen 10

Anwendung der Schüssler-Salze 11

12 Funktionsmittel zum Abnehmen 14

    Nr. 1 Calcium Fluoratum 14

    Nr. 2 Calcium Phosphoricum 17

    Nr. 3 Ferrum Phosphoricum 20

    Nr. 4 Kalium Chloratum 23

    Nr. 5 Kalium Phosphoricum 25

    Nr. 6 Kalium Sulfuricum 27

    Nr. 7 Magnesium Phosphoricum 29

    Nr. 8 Natrium Chloratum 32

    Nr. 9 Natrium Phosphoricum 35

    Nr. 10 Natrium Sulfuricum 38

    Nr. 11 Silicea 41

    Nr. 12 Calcium Sulfuricum 44

15 Ergänzungsmittel 46

    Nr. 13 Kalium arsenicosum 46

    Nr. 14 Kalium bromatum 47

    Nr. 15 Kalium jodatum 48

    Nr. 16 Lithium chloratum 49

    Nr. 17 Manganum sulfuricum 50

    Nr. 18 Calcium sulfuratum 51

    Nr. 19 Cuprum arsenicosum 52

    Nr. 20 Kalium aluminium sulfuricum 53

Inhaltsverzeichnis

Nr. 21 Zincum chloratum 54

Nr. 22 Calcium carbonicum.. 55

Nr. 23 Natrium bicarbonicum... 56

Nr. 24 Arsenum jodatum 57

Nr. 25 Aurum chloratum natronatum 58

Nr. 26 Selenium.. 59

Nr. 27 Kalium bichromicum.. 60

Ergänzungsmittel nach Joachim Broy 61

Natrium fluoratum 61

Magnesium fluoratum.. 62

Calcium chloratum 63

Ferrum chloratum 64

Ferrum sulfuricum 65

Magnesium chloratum 66

Magnesium sulfuricum... 67

Übergewicht je nach Lebensphase.. 68

Kinder.. 68

Jugendliche.. 69

Junge Erwachsene... 70

Junge Mütter... 71

Mittleres Alter.. 71

Wechseljahre 72

Rentenalter.. 73

Hohes Alter.. 74

Abnehmhindernisse 75

Veranlagung... 75

Vorbilder.. 76

Bewegungsmangel... 77

Verdauungsschwäche 77

Schlafmangel 78

Dauerstress 79

Schilddrüsen-Störungen 79

Östrogendominanz 80

Diabetes 81

Armut 82

Existenzängste 83

Wissenslücken 84

Heißhunger 85

Übersäuerung 87

Stoffwechsel-Schlacken 88

Wassermangel 89

Rauchentwöhnung 90

Krankheiten, die durch Übergewicht entstehen 91

Erhöhte Blutfettwerte 92

Arteriosklerose 92

Bluthochdruck 93

Diabetes 93

Arthrose 94

Krampfadern 95

Geschwollene Füße 95

Kurzatmigkeit 96

Probleme durch schnelles Abnehmen 97

Jojo Effekt 97

Schlaffe Haut 97

Gallensteine 98

Gicht 99

Ernährungstipps 100

Allmähliche Ernährungsumstellung 100

Satt sein ist wichtig 101

Frühstück als Basis 102

Dickmacher reduzieren 103

Faustregel 103

Inhaltsverzeichnis

Ernährungsirrtümer und Wissenslücken 103

Ernährungsvorlieben und Schüsslersalze 106

Bewegungstipps 107

Sport steigert Lebensqualität 107

Sport soll Freude machen 108

Ausdauer-Sportarten bevorzugt 109

Schwitzen ohne Überforderung 110

Schlank durch Alltagsbewegungen 112

Antlitzanalyse 113

Kurt Hickethier als Entwickler der Antlitzanalyse 113

Antlitzanalyse für das Abnehmen 113

Schüssler-Abnehmkur 119

Schüssler-Salze für die Abnehm-Kur 119

Anwendung der ausgewählten Schüssler-Salze 120

Jahreszeiten-Kuren 123

Abnehmkur im Frühling 123

Abnehmkur im Sommer 125

Abnehmkur im Herbst 127

Abnehmkur im Winter 129

Kur-Fragebogen 131

Auswertung 136

Anwendungsgebiete von A bis Z 139

Schüßlersalze im Internet 141

Stichwortverzeichnis 143

Übergewicht - ein Massenphänomen

Millionen von Menschen in den Industrieländern leiden unter Übergewicht.

Immer mehr Menschen sind davon betroffen und das Übergewicht wird immer ausgeprägter, allen Diätangeboten zum Trotz.

Man kann fast den Eindruck bekommen, dass das Übergewicht mit zunehmenden Diäten und Diätnahrungsmitteln immer mehr anwächst. Dabei müsste es doch eigentlich längst verschwunden sein, wenn man all den Diätversprechungen Glauben schenkt.

Viele Abnehmwillige kasteien sich mit karger Kost, schinden sich mit Sport und nehmen trotzdem nicht ab.

Verschiedene Stoffwechselblockaden verhindern jedoch den Abnehmerfolg.

Gegen diese Stoffwechselblockaden kann man Schüßlersalze anwenden, damit die Abnehmbemühungen doch noch zum Erfolg führen.

Schüssler-Salze und der Stoffwechsel

Schüsslersalze können beim Abnehmen helfen.

Sie räumen die Hindernisse aus, die viele von uns daran hindern, erfolgreich Gewicht abzubauen.

Wenn der Abnehmerfolg ausbleibt, obwohl man sich kalorienbewusst ernährt und viel Sport treibt, können Schüsslersalze dazu beitragen, dass der Körper die überflüssigen Fettpolster loslässt.

Es gibt verschiedene Gründe, warum sich der Körper gegen den Fettabbau wehren mag, dazu gehören verschiedene Mineralsalz-Mangelzustände. Solche Mangelzustände können das hormonelle Gleichgewicht stören oder den Stoffwechsel bremsen.

Außerdem kann Mineralsalz-Mangel Heißhunger bewirken, weil der Körper nach danach hungert, den Mangel der Zellen auszugleichen.

Schüsslersalze können daher den Stoffwechsel in Schwung bringen, den Körper ermuntern, Fett abzubauen und Heißhunger verhindern.

Potenzen

Wirkungsweise der Schüsslersalze

Die Biochemie nach Dr. Schüßler geht davon aus, dass alle Krankheiten durch einen Mineralsalz-Mangel in den Körperzellen verursacht werden.

Diesem Mineralsalz-Mangel wird durch die Gabe von homöopathisch potenzierten Mineralsalzen (Schüsslersalze) begegnet.

Die Tabletten mit den potenzierten Mineralsalzen werden langsam im Munde zergehen lassen. Dadurch können die Wirkstoffe schon von der Mundschleimhaut in den Blutkreislauf aufgenommen.

Die Mineralsalze gelangen so besonders schnell zu den Zellen, wo sie benötigt werden. Die Molekül-Verbände der Mineralsalze sind nämlich durch die Potenzierung besonders fein verteilt. So können sie von den Zellen besser aufgenommen werden, lautet die Theorie der Biochemie nach Dr. Schüßler.

Wenn die Körperzellen erst einmal von den Schüsslersalzen aufgeschlüsselt wurden, können auch die Mineralien aus der Ernährung besser aufgenommen werden.

Von der Schulmedizin ist die Wirkungsweise der Schüsslersalze nicht anerkannt. Sofern man bei gefährlichen Krankheiten nicht auf schulmedizinischen, ärztlichen Rat verzichtet, gelten die Schüsslersalze jedoch als ungefährlich.

Schüsslersalze-Anhänger schwören auf die sanfte Wirkung der potenzierten Mineralsalze.

Potenzen

Wie in der Homöopathie werden die Schüsslersalze potenziert.

Potenzierung bedeutet in diesem Zusammenhang, dass die Ausgangswirkstoffe stufenweise verdünnt werden. In jeder Verdünnungsstufe werden die Mittel gründlich mit Milchzucker verrieben, sodass sich die Bestandteile des Mittels fein im Verdünnungsmittel verteilen.

Ziel der Verdünnung ist bei den Schüsslersalzen, dass sich die Mineralsalze möglichst zu einzelnen Molekülen auftrennen und so besonders gut vom Körper aufgenommen werden können. Eine Auftrennung in einzelne Moleküle gelingt wohl nicht ganz, aber immerhin werden die Molekülverbände durch die Potenzierung deutlich kleiner als im Ausgangszustand.

Die Schüsslersalze werden üblicherweise in D-Potenzen hergestellt, das heißt die Verdünnung erfolgt in Zehnerschritten. Bei jedem Potenzierungsschritt wird das Mittel im Verhältnis 1:10 verdünnt.

D1 bedeutet hier zehnfach verdünnt, D2 ist hundert fach verdünnt und D3 tausendfach. Bei D6 beträgt die Verdünnung bereits eine Million.

Die Schüsslersalze werden in folgenden Potenzen angeboten:

- D3
- D6
- D12

Die häufigste Potenz (Regelpotenz) der Schüssler-Salze ist D6.

Eine Ausnahme stellen folgende Salze dar, die meistens in D12 angewandt werden:

- Nr. 1 (Calcium Fluoratum)
- Nr. 3 (Ferrum Phosphoricum)
- Nr. 11 (Silicea)

Die Ergänzungssalze werden meistens in der Potenz D12 angewendet.

Anwendung der Schüssler-Salze

Die Anwendung der Schüßlersalze ist sehr einfach und angenehm.

Schüßlersalze werden in verschiedenen Darreichungsformen angeboten.

Tabletten / Pastillen

Die häufigste Darreichungsform der Schüssler-Salze sind Tabletten (Pastillen), deren Grundlage aus Milchzucker (Laktose) besteht.

Globuli und Tropfen

Für Menschen, die keinen Milchzucker vertragen, gibt es die Schüssler-Salze auch als Globuli und in Tropfenform.

Von den Globuli nimmt man je 5 Globuli für jede Tablette, die in Anwendungsanleitungen angegeben wird.

Von den Tropfen nimmt man je 5 Tropfen für jede Tablette, die in Anwendungsanleitungen angegeben wird.

Anwendung der Schüssler-Salze

Normale Anwendung

Die gängige Anwendung der Schüssler-Salze ist

- 3 bis 6 mal täglich 1 bis 2 Tabletten

Die Tabletten werden nacheinander einzeln in den Mund gesteckt und langsam auf der Zunge zergehen lassen.

In akuten Fällen nimmt man alle 5 Minuten eine Tablette, bis sich das Befinden bessert, längstens jedoch einen halben bis ganzen Tag lang.

Danach geht man zur normalen Dosis über.

Mehrere Salze

Wenn man mehrere verschiedene Salze einnehmen will, nimmt man von jedem Salz dreimal täglich eine Tablette.

Die Entscheidung, ob man mehrere Salze gleichzeitig oder nur einzelne Salze nehmen will, ist bei den Schüssler-Salzen dem eigenen Gutdünken überlassen.

Manche Schüsslersalz-Enthusiasten nehmen immer möglichst viele verschiedene Salze ein, andere nehmen maximal drei verschiedene Salze innerhalb eines Tages und wieder andere bevorzugen nur ein einzelnes Salz zur gleichen Zeit. Die Auswahl einzelner oder weniger Salze erfolgt danach, welches am besten zur Gesamtsituation passt.

Kinder

Kinder nehmen bei akuten Beschwerden alle ein bis zwei Stunden eine Tablette.

Sobald sich das Befinden bessert, nehmen sie

- 3 bis 4 mal täglich eine Tablette

Hochdosiert

Wenn man davon ausgeht, dass die Behandlung durch Schüssler-Salze eine Substitutionstherapie darstellt, kann man die Tabletten auch hoch dosiert einnehmen.

Manche Anwender nehmen in diesem Fall jede Minute eine Tablette ein.

Im Munde zergehen lassen

Damit die Mineralsalze bereits von der Mundschleimhaut aufgenommen werden können, damit sie schnell ins Blut übergehen, sollte man sie langsam im Munde zergehen lassen.

Am besten nimmt man sie eine halbe Stunde vor dem Essen ein.

Man kann sie aber auch nach oder zwischen den Mahlzeiten einnehmen.

Nach der Einnahme trinkt man am besten ein Glas frisches Wasser, damit der Körper genügend Wasser hat, um eventuelle Giftstoffe ausscheiden zu können.

Hinweis für Diabetiker

Da die Tabletten der Schüssler-Salze Laktose enthalten, müssen Diabetiker sie bei ihrer Berechnung der Broteinheiten berücksichtigen.

- 50 Tabletten entsprechen 1 Broteinheit

Heißgetränk oder Heiße Sieben

Das Schüssler-Salz Nr. 7 (Magnesium phosphoricum) wird als besonders intensive Anwendung gerne als "Heiße Sieben", auch "Heiße 7" genannt, zubereitet. Die heiße Sieben ist eine Anwendung in heißem Wasser, die besonders intensiv wirkt.

Auch andere Schüssler-Salze können so angewendet werden, wie die heiße Sieben (Analog zur heißen Sieben). Die Wirkung ist dann besonders schnell und intensiv. Bei anderen Schüssler-Salzen ist diese Anwendungsform jedoch nicht sehr verbreitet.

So geht's:

- 10 Tabletten vom Schüssler-Salz Nr. 7 (Magnesium phosphoricum) oder andere Schüßler-Salze werden in eine Tasse gegeben.
- Dazu wird heißes Wasser gekippt.
- In wenigen Minuten lösen sich die Tabletten auf.

Achtung! Zum Umrühren sollte man nie einen Metalllöffel verwenden.

Wenn sich die Tabletten aufgelöst haben, trinkt man die heiße Sieben in kleinen Schlucken.

12 Funktionsmittel zum Abnehmen

12 Funktionsmittel zum Abnehmen

Die zwölf Funktionsmittel der Schüsslersalze wurden von Dr. Schüßler selbst entdeckt und entwickelt.

Die Mineralsalze der Funktionsmittel kommen alle auch im menschlichen Körper vor. Sie werden vom Körper benötigt, um gesund zu sein.

Mit diesen zwölf Mitteln kann man die meisten Krankheiten und Gesundheitsstörungen behandeln.

Dadurch hat man mit wenigen Mitteln eine komplette Hausapotheke zur Hand, was die Schüsslersalz-Behandlung auch für Laien interessant macht.

Nr. 1 Calcium Fluoratum

Calcium Fluoratum ist das Funktionsmittel Nr. 1.

Dieses Schüsslersalz kann beim Abnehmen vor allem dadurch helfen, dass es Haut und Bindegewebe strafft.

Mithilfe von Calcium Fluoratum kann die Haut auch beim Abnehmen straff bleiben. Sie ist in der Lage, sich der neuen, schlanken Körperform gut anzupassen.

Ein schlaffer Bauch und hängende Brüste werden verhindert. Besenreiser, Schwangerschaftsstreifen und Krampfadern werden gelindert. Auch bestehende Gelenkschmerzen können durch Calcium fluoratum verringert werden.

Weil sich die Wirkungen von Calcium fluoratum stark auf das Äußere des Körpers beziehen, kann man dieses Schüsslersalz auch sehr gut als Salbe anwenden. Begleitend zu einer Schüssler-Abnehmkur empfiehlt sich die regelmäßige Salbenanwendung im Bereich der persönlichen Problemzonen.

Ob man die äußerliche Anwendung von Calcium fluoratum mit der innerlichen Einnahme der Tabletten dieses Schüsslersalzes kombiniert oder nicht, bleibt einem selbst überlassen.

Der übliche Name für die Ausgangssubstanz von Calcium Fluoratum lautet Flussspat. Calcium Fluoratum kommt im Körper in Zahnschmelz, Knochen, Oberhaut und Sehnen vor.

Anwendungsgebiete

Für folgende Anwendungsgebiete rund ums Thema Abnehmen kann man Calcium Fluoratum einsetzen:

- Arteriosklerose
- Bandscheibenschäden
- Beengungsgefühl
- Bewegungsmangel
- Fettstoffwechselstörung
- Gallensteine
- Gewebsverhärtungen
- Giftstoffe-Abbau
- Mattigkeit
- Schlaffer Bauch
- Schlaffes Gewebe
- Schwache Gelenke
- Schwangerschaftsstreifen
- Selbstvertrauen
- Struma
- Ungeduld
- Vitalisierung
- Wechseljahrsbeschwerden
- Willensstärke
- Xanthelasmen
- Zwanghaftigkeit
- Zwerchfellbruch
- Zwänge
- Östrogen-Dominanz

Calcium Fluoratum Steckbrief

Schüsslersalz	Calcium Fluoratum
Umgangssprachlich	Flussspat
Chemischer Name	Calciumfluorid
Beschaffenheit	Weißes Pulver oder farblose Kristalle
Regelpotenz	D12

12 Funktionsmittel zum Abnehmen

Vorkommen im Körper	• Knochen • Oberhaut • Sehnen • Zahnschmelz
Einsatzbereiche	• Bindegewebe • Gelenke • Haut
Hauptanwendungen	• Gelenkschmerzen • Hauterkrankungen • Krampfadern
Verschlimmerung	• Feuchtes Wetter • Kälte
Verbesserung	• Wärme • Essen
Antlitzanalyse	• Braun-schwarze Einfärbung um die Augen • Gefächerte Falten unterhalb der Augen • Geplatzte Adern • Glänzende Haut • Parodontose • Rissige Finger • Rissige Hände • Rissige Lippen • Rissige Mundwinkel • Schuppen im Gesicht • Viereckige Falten um die Augen
Ernährungs-Besonderheiten	• Bevorzugung warmer Getränke • Befinden besser durch Essen
Sternzeichen	Wassermann
Planet	Uranus
Bachblüte	Clematis

Nr. 2 Calcium Phosphoricum

Das Funktionsmittel Nr. 2 heißt Calcium Phosphoricum.

Calcium Phosphoricum kann durch die Stärkung der Knochen beim Abnehmen helfen.

Dadurch ist Calcium Phosphoricum zwar kein typisches Abnehm-Schüsslersalz, aber es kann den Bewegungsapparat stützen, während man abnimmt.

Außerdem kann Calcium phosphoricum die Ausscheidung von Giftstoffen unterstützen. Das ist gerade beim Abnehmen sehr wichtig, denn durch den Abbau an Körpermasse werden auch viele Gift- und Abfallstoffe freigesetzt.

Calcium phosphoricum hilft zudem bei den psychologischen Anforderungen, die das Abnehmen mit sich bringt. Es stärkt die Selbstdisziplin und die Willensstärke.

Im menschlichen Körper kommt Calcium Phosphoricum in Knochen und in allen Zellen vor. Es ist das Mineralsalz, das am häufigsten im Körper vorkommt.

Calcium Phosphoricum kann Ihre Gesundheit in den Bereichen Knochen und Zähne unterstützen. Die Haupteinsatzgebiete von Calcium Phosphoricum sind Rückenschmerzen, Durchblutungsstörungen und Regeneration.

Anwendungsgebiete

Für folgende Anwendungsgebiete rund ums Thema Abnehmen kann man Calcium Phosphoricum einsetzen:

- Abhängigkeit
- Ausdauer
- Dauerstress
- Gewebe-Straffung
- Gier
- Giftstoffe-Abbau
- Mattigkeit
- Müdigkeit
- Schlaffes Gewebe
- Schwitzen

12 Funktionsmittel zum Abnehmen

- Selbstdisziplin
- Selbsteinschätzung
- Selbstkritik
- Selbstvertrauen
- Spannkraft
- Stress
- Struma
- Suchtneigung
- Trägheit
- Vitalisierung
- Willensstärke
- Östrogen-Dominanz

Calcium Phosphoricum Steckbrief

Schüsslersalz	Calcium Phosphoricum
Umgangssprachlich	
Chemischer Name	Calciumphosphat
Beschaffenheit	Weißes Pulver
Regelpotenz	D6
Vorkommen im Körper	• Knochen • in allen Zellen
Einsatzbereiche	• Knochen • Zähne
Hauptanwendungen	• Durchblutungsstörungen • Regeneration • Rückenschmerzen
Verschlimmerung	• Nachts • Ruhe • Rauchen • Kaffee trinken
Verbesserung	•
Antlitzanalyse	• Käsige Gesichtsfarbe • Raue Stimme

Nr. 2 Calcium Phosphoricum

	• Verschwitzte Haare • Weiß belegte Zunge • Weiße Nasen und Ohrmuscheln • Wächserne Haut • Übel riechender Atem
Ernährungs- Besonderheiten	• Bevorzugung scharfer Nahrung • Bevorzugung von Geräuchertem • Kaffee schadet
Sternzeichen	Steinbock
Planet	Saturn
Bachblüte	Centaury

12 Funktionsmittel zum Abnehmen

Nr. 3 Ferrum Phosphoricum

Das Funktionsmittel Nr. 3 heißt Ferrum Phosphoricum.

Beim Abnehmen unterstützt uns Ferrum phosphoricum durch eine allgemeine Stärkung und die Verbesserung der Blutbildung.

Das Immunsystem kann sich mithilfe von Ferrum phosphoricum gut regenerieren.

Durch die Stärkung wird die Ausdauer verbessert und die Lust auf Bewegung wird verstärkt.

Psychisch betrachtet wird durch Ferrum phosphoricum die Willensstärke und das Selbstbewusstsein verbessert.

Die Ausgangssubstanz von Ferrum Phosphoricum wird meistens Blaueisenerz, Eisenblau, Vivianit oder Kollophan genannt.

Im menschlichen Körper kommt Ferrum Phosphoricum in allen Zellen und vor allem im Hämoglobin der roten Blutkörperchen vor.

Ferrum Phosphoricum kann Ihre Gesundheit generell in den Bereichen Immunsystem und Entzündungen unterstützen. Die Haupteinsatzgebiete von Ferrum Phosphoricum sind Fieber, Entzündungen und Erkältung.

Das Besondere bei Ferrum Phosphoricum ist: 1. Entzündungs- Stadium.

Das bedeutet, dass Ferrum phosphoricum besonders gut hilft, wenn eine Entzündung oder Infektion noch ganz frisch ist.

Anwendungsgebiete

Für folgende Anwendungsgebiete rund ums Thema Abnehmen kann man Ferrum Phosphoricum einsetzen:

- Abbau von Giften
- Abhängigkeit
- Anazidität
- Ausdauer
- Bewegungsmangel
- Bluthochdruck
- Blähungen
- Durchblutungsstörungen
- Giftstoffe-Abbau
- Hormonelle Dysregulation

Nr. 3 Ferrum Phosphoricum

- Meteorismus
- Müdigkeit
- Roemheld-Syndrom
- Selbstbewusstsein
- Selbstmitleid
- Selbstvertrauen
- Spannkraft
- Vitalisierung
- Willensschwäche
- Willensstärke
- Zwerchfellbruch

Ferrum Phosphoricum Steckbrief

Schüsslersalz	Ferrum Phosphoricum
Umgangssprachlich	Blaueisenerz, Eisenblau, Vivianit, Kollophan
Chemischer Name	Eisenphosphat
Beschaffenheit	Farblose bis schwarze Kristalle
Regelpotenz	D12
Vorkommen im Körper	<ul><li>Alle Zellen</li><li>Hämoglobin der roten Blutkörperchen</li></ul>
Einsatzbereiche	<ul><li>Entzündungen</li><li>Immunsystem</li></ul>
Hauptanwendungen	<ul><li>Entzündungen</li><li>Erkältung</li><li>Fieber</li></ul>
Verschlimmerung	<ul><li>Essen</li><li>Bewegung</li><li>Nachts</li><li>Wärme</li></ul>
Verbesserung	<ul><li>Kühle</li><li>Ruhe</li></ul>
Antlitzanalyse	<ul><li>Blasses Zahnfleisch</li><li>Blau-schwarzer Schatten an der Nasenwurzel</li></ul>

12 Funktionsmittel zum Abnehmen

	und unter den Augen (Ferrumschatten) • Gerötete Stirn • Grau-schwarze Färbung um die Nase • Rote Wangen • Rote Zunge • Rote heiße Ohren • Rotes Kinn
Ernährungs- Besonderheiten	• Viel Durst • Abneigung gegen Milch • Abneigung gegen Fleisch
Besonderheiten	1. Entzündungs- Stadium
Sternzeichen	Widder
Planet	Mars
Bachblüte	Vervain

Nr. 4 Kalium Chloratum

Das Funktionsmittel Nr. 4 heißt Kalium Chloratum.

Kalium chloratum ist ein besonders wichtiges Schüsslersalz zum Abnehmen.

Es hilft gegen die allgemeine Neigung zu Übergewicht.

Außerdem fördert es die Ausleitung von Giftstoffen, was den Abnehmprozess entscheidend unterstützt. Kalium chloratum fördert sowohl den Eiweiß-Stoffwechsel als auch den Kohlenhydrat-Stoffwechsel. Kalium Chloratum regt den gesamten Stoffwechsel an. Dadurch fördert es auch die Ausscheidung von Abfallstoffen.

Heißhunger wird durch Kalium chloratum gelindert. Darum hilft dieses Schüsslersalz gegen ein massives Abnehmhindernis, das vielen Übergewichtigen sehr zu schaffen macht.

In psychischer Hinsicht wirkt Kalium chloratum gegen alle Zwänge, die mit dem Übergewicht in Zusammenhang stehen.

Die Ausgangssubstanz von Kalium Chloratum wird meistens Sylvin genannt. Im menschlichen Körper kommt Kalium Chloratum in allen Zellen und roten Blutkörperchen vor.

Kalium Chloratum kann Ihre Gesundheit generell im Bereich der Schleimhäute fördern. Die Haupteinsatzgebiete von Kalium Chloratum sind Schnupfen, Halsentzündung und Übergewicht.

Das Besondere bei Kalium Chloratum ist: 2. Entzündungs- Stadium.

Anwendungsgebiete

Für folgende Anwendungsgebiete rund ums Thema Abnehmen kann man Kalium Chloratum einsetzen:

- Adipositas, Fettsucht, Übergewicht
- Atemnot
- Ausleitung, Giftstoffe-Abbau
- Gicht
- Heißhunger
- Kreislaufschwäche
- Verdauungsschwäche
- Zwanghaftigkeit, Zwänge

12 Funktionsmittel zum Abnehmen

Kalium Chloratum Steckbrief

Schüsslersalz	Kalium Chloratum
Umgangssprachlich	Sylvin
Chemischer Name	Kaliumchlorid
Beschaffenheit	Farblose Kristalle oder weißes Pulver
Regelpotenz	D6
Vorkommen im Körper	<ul><li>Alle Zellen</li><li>rote Blutkörperchen</li></ul>
Einsatzbereiche	<ul><li>Schleimhäute</li></ul>
Hauptanwendungen	<ul><li>Halsentzündung</li><li>Schnupfen</li><li>Übergewicht</li></ul>
Verschlimmerung	<ul><li>Bewegung</li><li>fette und gewürzte Nahrung</li></ul>
Verbesserung	<ul><li>Wärme</li></ul>
Antlitzanalyse	<ul><li>Blau-weiße Hautfarbe</li><li>Fadenziehender Speichel</li><li>Geschwollene Lymphknoten</li><li>Käsige Haut</li><li>Mehlige Hautschuppen</li><li>Milchige Haut</li><li>Verklebte Augen</li><li>Weiß belegte Zunge</li></ul>
Ernährungsbesonderh.	<ul><li>Bevorzugung von Alkohol</li></ul>
Besonderheiten	2. Entzündungs- Stadium
Sternzeichen	Krebs
Planet	Mond
Bachblüte	Rock Rose

24

Nr. 5 Kalium Phosphoricum

Das Funktionsmittel Nr. 5 heißt Kalium Phosphoricum.

Beim Abnehmen kann Kalium phosphoricum gegen Müdigkeit und Kraftlosigkeit helfen. Es wirkt stärkend und kann dadurch die Freude an Bewegung und Aktivität verbessern.

Typisch für den Bedarf an Kalium Phosphoricum ist ständiger Hunger.

Im menschlichen Körper kommt Kalium Phosphoricum in Nerven, Gehirn, Muskeln und Blutflüssigkeit vor. Kalium Phosphoricum kann Ihre Gesundheit im Bereich Nerven fördern. Die Haupteinsatzgebiete von Kalium Phosphoricum sind Antriebsschwäche, Erschöpfung und Schlaflosigkeit.

Anwendungsgebiete

Für folgende Anwendungsgebiete rund ums Thema Abnehmen kann man Kalium Phosphoricum einsetzen:

- Abbau von Giften
- Anazidität
- Atemnot
- Bluthochdruck
- Dauerstress
- Durchblutungsstörungen
- Gier
- Giftstoffe-Abbau
- Hormonelle Dysregulation
- Roemheld-Syndrom
- Schwermut
- Schwitzen
- Selbstvertrauen
- Spannkraft
- Stress
- Struma
- Suchtneigung
- Ungeduld
- Vitalisierung
- Willensstärke
- Zwerchfellbruch

12 Funktionsmittel zum Abnehmen

Kalium Phosphoricum Steckbrief

Schüsslersalz	Kalium Phosphoricum
Umgangssprachlich	
Chemischer Name	Kaliumphosphat
Beschaffenheit	Weißes Pulver
Regelpotenz	D6
Vorkommen im Körper	• Blutflüssigkeit • Gehirn • Muskeln • Nerven
Einsatzbereiche	• Nerven
Hauptanwendungen	• Antriebsschwäche • Erschöpfung • Schlaflosigkeit
Verschlimmerung	• Anstrengung
Verbesserung	• Mäßige Bewegung
Antlitzanalyse	• Abwesender Gesichtsausdruck • Aschgraue Haut (vor allem am Kinn) • Braun belegte • Eingefallene Schläfen • Graue Augenpartie • Mundgeruch • Parodontose • Zahnfleischbluten • trockene Zunge
Ernährungsbesonderh.	• Ständig Hunger
Sternzeichen	Waage
Planet	Venus
Bachblüte	Mimulus

Nr. 6 Kalium Sulfuricum

Das Funktionsmittel Nr. 6 heißt Kalium Sulfuricum.

Kalium sulfuricum fördert beim Abnehmen vor allem die Entgiftung. Der Stoffwechsel wird aktiviert und Abfallstoffe werden beschleunigt ausgeschieden.

Außerdem verbessert Kalium Sulfuricum den Zuckerstoffwechsel, sodass es der Entstehung von Diabetes vorbeugen kann.

Die Ausgangssubstanz von Kalium Sulfuricum wird meistens Schwefelsaures Kalium genannt. Im menschlichen Körper kommt Kalium Sulfuricum in Haut und Schleimhäute vor.

Kalium Sulfuricum kann Ihre Gesundheit im Bereich Stoffwechsel fördern. Die Haupteinsatzgebiete von Kalium Sulfuricum sind Asthma, Nebenhöhlenentzündung und Ekzeme.

Das Besondere bei Kalium Sulfuricum ist: 3. Entzündungs-Stadium.

Anwendungsgebiete

Für folgende Anwendungsgebiete rund ums Thema Abnehmen kann man Kalium Sulfuricum einsetzen:

- Abhängigkeit
- Arthrose
- Atemnot
- Ausleitung
- Beengungsgefühl
- Bewegungsmangel
- Blähungen
- Diabetes
- Entgiftung
- Mattigkeit
- Meteorismus
- Schwitzen
- Selbsterkenntnis
- Übergewicht
- Verdauungsschwäche
- Völlegefühl
- Zuckerkrankheit

12 Funktionsmittel zum Abnehmen

Kalium Sulfuricum Steckbrief

Schüsslersalz	Kalium Sulfuricum
Umgangssprachlich	Schwefelsaures Kalium
Chemischer Name	Kaliumsulfat
Beschaffenheit	Farbloses Pulver
Regelpotenz	D6
Vorkommen im Körper	• Haut • Schleimhäute
Einsatzbereiche	• Stoffwechsel
Hauptanwendungen	• Asthma • Ekzeme • Nebenhöhlenentzündung
Verschlimmerung	• Abend • geschlossene warme Räume
Verbesserung	• Kühle Luft
Antlitzanalyse	• Braun-gelbe Haut • Dunkle Augenlider • Gelb und schleimig belegte Zunge • Gelblich um den Mund • Klebende Kopfschuppen • Schuppen auf klebriger Basis • Sommersprossen
Ernährungsbesonderh.	• Abneigung gegen heiße Getränke
Besonderheiten	3. Entzündungs-Stadium
Sternzeichen	Jungfrau
Planet	Erde
Bachblüte	Chicory

Nr. 7 Magnesium Phosphoricum

Das Funktionsmittel Nr. 7 heißt Magnesium Phosphoricum.

Beim Abnehmen kann Magnesium phosphoricum vor allem durch die Stärkung von Muskeln und Nerven helfen. Die Muskeln der Verdauungsorgane werden gekräftigt, wodurch sie besser funktionieren können. Darmträgheit und Blähungen werden seltener, was die Ausscheidung verbessert.

Magnesium phosphoricum hilft auch, wenn man aufgrund von hormonellen Störungen, wie Schilddrüsenunterfunktion, Diabetes oder Östrogen-Dominanz, Schwierigkeiten mit dem Abnehmen hat.

Auch gegen den quälenden Heißhunger nach Süßigkeiten kann Magnesium phosphoricum helfen, weil es den Kohlenhydrat-Stoffwechsel stärkt.

Psychisch betrachtet, stärkt Magnesium phosphoricum die Begeisterungsfähigkeit. Außerdem werden die Folgen von Stress gelindert.

Die Ausgangssubstanz von Magnesium Phosphoricum wird meistens Phosphorsaures Magnesia genannt.

Im menschlichen Körper kommt Magnesium Phosphoricum in Knochen, Muskeln, Nerven, rote Blutkörperchen, Schilddrüse und Leber vor.

Magnesium Phosphoricum kann Ihre Gesundheit im Bereich Muskeln fördern.

Die Haupteinsatzgebiete von Magnesium Phosphoricum sind Schmerzen, Krämpfe und Migräne.

Das Besondere bei Magnesium Phosphoricum ist: Schmerzzustände.

Anwendungsgebiete

Für folgende Anwendungsgebiete rund ums Thema Abnehmen kann man Magnesium Phosphoricum einsetzen:

- Angespanntheit
- Arteriosklerose
- Atemnot
- Ausdauer
- Beengungsgefühl
- Begeisterungsfähigkeit

12 Funktionsmittel zum Abnehmen

- Bluthochdruck
- Blähungen
- Darmträgheit
- Dauerstress
- Diabetes
- Entwöhnung
- Ernährungsfehler
- Essstörung
- Esssucht
- Gewebe-Straffung
- Heißhunger nach Süßigkeiten
- Meteorismus
- Obstipation
- Roemheld-Syndrom
- Schilddrüsenunterfunktion
- Schlaffes Gewebe
- Schwitzen
- Spannkraft
- Stress
- Struma
- Suchtneigung
- Wechseljahrsbeschwerden
- Zuckerkrankheit
- Östrogen-Dominanz
- Übergewicht

Magnesium Phosphoricum Steckbrief

Schüsslersalz	Magnesium Phosphoricum
Umgangssprachlich	Phosphorsaures Magnesia
Chemischer Name	Magnesiumphosphat
Beschaffenheit	Weißes Pulver
Regelpotenz	D6
Vorkommen im Körper	<ul><li>Knochen</li><li>Leber</li><li>Muskeln</li></ul>

30

Nr. 7 Magnesium Phosphoricum

	• Nerven • Schilddrüse • rote Blutkörperchen
Einsatzbereiche	• Muskeln
Hauptanwendungen	• Krämpfe • Migräne • Schmerzen
Verschlimmerung	• Kälte
Verbesserung	• Wärme und Gegendruck
Antlitzanalyse	• Ansonsten blasse Haut • Rote Flecken am Hals • Rote runde Flecken auf den Wangen (immer oder zeitweilig) • Zucken der Augenlider • Zuckungen der Mundwinkel
Ernährungs-Besonderheiten	• Immer Heißhunger • Vorliebe für Süßigkeiten • Vorliebe für Schokolade • Vorliebe für Kaffee • Vorliebe für Alkohol
Besonderheiten	Schmerzzustände
Sternzeichen	Stier
Planet	Venus
Bachblüte	Water-Violet

12 Funktionsmittel zum Abnehmen

Nr. 8 Natrium Chloratum

Das Funktionsmittel Nr. 8 heißt Natrium Chloratum.

Die Ausgangssubstanz von Natrium Chloratum entspricht dem Kochsalz der Nahrung. Als Schüsslersalze kommt es jedoch, wie alle Schüssler-salze in potenzierter Form vor und kann dadurch andere Wirkungen ent-falten als das Salz aus der Nahrung.

Natrium chloratum steht in engem Zusammenhang mit dem Wasserhaus-halt. Daher kann es beim Abnehmen gegen Wassereinlagerungen und Aufgeschwemmtheit eingesetzt werden.

Überschüssige Flüssigkeit wird ausgeschwemmt, sodass Ödeme und Schwellungen verschwinden.

Außerdem hilft Natrium chloratum bei der Ausleitung von verschiedens-ten Giftstoffen.

Psychologisch stärkt Natrium chloratum die Willensstärke und mindert Trägheit.

Im menschlichen Körper kommt Natrium Chloratum in der außerzellulä-ren Flüssigkeit, Knochen, Knorpel, Magen und Nieren vor.

Natrium Chloratum kann Ihre Gesundheit im Bereich Flüssigkeitshaus-halt fördern. Die Haupteinsatzgebiete von Natrium Chloratum sind Dia-betes, Rheuma und Trockene Haut.

Das Besondere bei Natrium Chloratum ist: Brennen.

Anwendungsgebiete

Für folgende Anwendungsgebiete rund ums Thema Abnehmen kann man Natrium Chloratum einsetzen:

- Amalgamvergiftung
- Anazidität
- Antriebsschwäche
- Arthrose
- Atemnot
- Aufgedunsenes Gesicht, Aufgeschwemmtheit
- Ausdauer
- Ausleitung
- Bandscheibenschäden

- Beharrlichkeit
- Bluthochdruck
- Cellulite
- Darmträgheit
- Durstmangel
- Entgiftung
- Gicht
- Heißhunger auf Salziges
- Obstipation
- Quecksilbervergiftung
- Schlaffes Gewebe
- Schwache Gelenke
- Schwitzen
- Selbsthass
- Selbstkritik
- Selbstmitleid
- Selbstvorwürfe
- Trägheit
- Verstopfung
- Wasserbauch
- Wassereinlagerungen
- Willensstärke
- Zuckerkrankheit, Zuckerstoffwechsel
- Zwerchfellbruch
- Ödeme

Natrium Chloratum Steckbrief

Schüsslersalz	Natrium Chloratum
Umgangssprachlich	Kochsalz
Chemischer Name	Natriumchlorid
Beschaffenheit	Weißes Pulver
Regelpotenz	D6
Vorkommen im Körper	<ul><li>Außerzelluläre Flüssigkeit</li><li>Knochen</li><li>Knorpel</li></ul>

12 Funktionsmittel zum Abnehmen

	• Magen • Nieren
Einsatzbereiche	• Flüssigkeitshaushalt
Hauptanwendungen	• Diabetes • Rheuma • Trockene Haut
Verschlimmerung	• Morgens • Vormittags • feuchtkühle Witterung • geistige Anstrengung
Verbesserung	• Trockene • warme oder frische Luft
Antlitzanalyse	• Aufgeschwemmtes Gesicht • Ausschlag auf der Stirn • Feuchter Glanz auf dem Oberlid (Gelatine-Glanz) • Große Poren • Helle Augenlider • Juckreiz • Klarer Zungenbelag • Kopfschuppen • Speichelbläschen am Zungenrand • Trockene Haut • Weiße Augenabsonderungen
Ernährungs-Besonderheiten	• Vorliebe für Salziges • Vorliebe für stark Gewürztes • Vorliebe für Alkohol • Heißhunger • Schnelle Sättigung
Besonderheiten	Brennen
Sternzeichen	Skorpion
Planet	Pluto
Bachblüte	Impatiens

Nr. 9 Natrium Phosphoricum

Das Funktionsmittel Nr. 9 heißt Natrium Phosphoricum.

Natrium phosphoricum ist ein besonders wichtiges Schüsslersalz beim Abnehmen.

Es hilft gegen Übersäuerung und vermindert Heißhunger auf Süßigkeiten.

Außer dem Zuckerstoffwechsel stärkt Natrium phosphoricum auch den Fettstoffwechsel und hilft daher sehr gut beim Abnehmen.

Erhöhte Blutfettwerte normalisieren sich und auch der Harnsäurespiegel wird verbessert, sodass mehrere besonders gefürchtete Übergewichts-Folgen ihren Schreck verlieren.

Im menschlichen Körper kommt Natrium Phosphoricum in Gehirn, Nerven, Muskeln, Bindegewebe und rote Blutkörperchen vor.

Natrium Phosphoricum kann Ihre Gesundheit im Bereich Stoffwechsel fördern. Die Haupteinsatzgebiete von Natrium Phosphoricum sind erhöhte Blutfettwerte, Übergewicht und Gicht.

Anwendungsgebiete

Für folgende Anwendungsgebiete rund ums Thema Abnehmen kann man Natrium Phosphoricum einsetzen:

- Adipositas
- Arteriosklerose
- Ausdauer
- Betrübnis
- Blähungen
- Cellulite
- Diabetes
- Durstmangel
- Entgiftung
- Essstörung
- Fetthunger
- Fettstoffwechselstörung
- Fettsucht
- Gallensteine
- Harnsaure Ablagerungen
- Harnsäure Überschuss

12 Funktionsmittel zum Abnehmen

- Heißhunger nach Süßigkeiten
- Meteorismus
- Müdigkeit
- Orangenhaut
- Schwitzen
- Stoffwechselschwäche
- Übergewicht
- Übersäuerung
- Verdauungsschwäche
- Xanthelasmen
- Zuckerkrankheit
- Zwerchfellbruch

Natrium Phosphoricum Steckbrief

Schüsslersalz	Natrium Phosphoricum
Umgangssprachlich	
Chemischer Name	Natriumphosphat
Beschaffenheit	Farbloses Pulver
Regelpotenz	D6
Vorkommen im Körper	<ul><li>Bindegewebe</li><li>Gehirn</li><li>Muskeln</li><li>Nerven</li><li>rote Blutkörperchen</li></ul>
Einsatzbereiche	<ul><li>Stoffwechsel</li></ul>
Hauptanwendungen	<ul><li>Erhöhte Blutfettwerte</li><li>Gicht</li><li>Übergewicht</li></ul>
Verschlimmerung	<ul><li>Fette Nahrung</li><li>Bewegung</li><li>feuchtkaltes Wetter</li></ul>
Verbesserung	<ul><li>Zuckerverzicht</li></ul>
Antlitzanalyse	<ul><li>Blasse Schleimhäute</li></ul>

Nr. 9 Natrium Phosphoricum

	• Doppelkinn • Fettige Nase • Fettiger stumpfer Glanz auf der Stirn • Große Hautporen • Hängende Wangen • Mitesser • Pickel • Zunge hinten gelblich
Ernährungs-Besonderheiten	• Vorliebe für süße Getränke • Vorliebe für Süßigkeiten • Vorliebe für Fast Food
Besonderheiten	
Sternzeichen	Löwe
Planet	Sonne
Bachblüte	Gentian

12 Funktionsmittel zum Abnehmen

Nr. 10 Natrium Sulfuricum

Das Funktionsmittel Nr. 10 heißt Natrium Sulfuricum.

Natrium sulfuricum gehört zu den besonders wichtigen Abnehm-Schüsslersalzen, weil es eine allgemeine Wirkung gegen die Neigung zu Übergewicht hat.

Auch die allgemeine Entschlackung wird durch Natrium Sulfuricum unterstützt. Es hilft bei der Ausscheidung von Stoffwechselendprodukten.

Außerdem verbessert Natrium sulfuricum sowohl den Zucker-Stoffwechsel als auch den Fettstoffwechsel.

Das Schüsslersalz Natrium sulfuricum fördert zudem die Ausschwemmung von Flüssigkeit, womit es die Aufgaben des Salzes Nr. 8 Natrium chloratum unterstützt.

Die Ausgangssubstanz von Natrium Sulfuricum wird meistens Glaubersalz genannt. Als solches ist Natrium sulfuricum ein beliebtes starkes Abführmittel, das häufig zu Beginn von Fastenkuren verwendet ist. Als Schüsslersalz hat Natrium sulfuricum jedoch nicht diese drastische abführende Wirkung.

Im menschlichen Körper kommt Natrium Sulfuricum vor in der Gewebeflüssigkeit.

Natrium Sulfuricum kann Ihre Gesundheit im Bereich Entschlackung fördern. Die Haupteinsatzgebiete von Natrium Sulfuricum sind Erkältung, Verdauungsschwäche und Kopfschmerzen.

Anwendungsgebiete

Für folgende Anwendungsgebiete rund ums Thema Abnehmen kann man Natrium Sulfuricum einsetzen:

- Angespanntheit
- Aufgedunsenes Gesicht
- Aufgeschwemmtheit
- Ausdauer
- Ausleitung
- Beharrlichkeit
- Bewegungsmangel
- Cellulite
- Darmträgheit

Nr. 10 Natrium Sulfuricum

- Diabetes
- Durstmangel
- Ernährungsfehler
- Fettstoffwechselstörung
- Gallenschwäche
- Gallensteine
- Mattigkeit
- Obstipation
- Roemheld-Syndrom
- Schwitzen
- Stoffwechselschwäche
- Trägheit
- Übergewicht
- Verdauungsschwäche
- Wasserbauch
- Wassereinlagerungen
- Xanthelasmen
- Zuckerkrankheit
- Zuckerstoffwechsel
- Ödeme

Natrium Sulfuricum Steckbrief

Schüsslersalz	Natrium Sulfuricum	
Umgangssprachlich	Glaubersalz	
Chemischer Name	Natriumsulfat	
Beschaffenheit	Farbloses Pulver	
Regelpotenz	D6	
Vorkommen im Körper	• Gewebeflüssigkeit	
Einsatzbereiche	• Entschlackung	
Hauptanwendungen	• Erkältung	
	• Kopfschmerzen	
	• Verdauungsschwäche	
Verschlimmerung	• Mehlhaltige Nahrung	

12 Funktionsmittel zum Abnehmen

	• Morgen • feuchte Umgebung und Wetter
Verbesserung	•
Antlitzanalyse	• Bläuliche Röte an der Nase • Bläuliche Röte vor den Ohren • Grün-gelbe Gesichtsfarbe vor allem Stirn und Schläfen • Rötungen am äußeren Augenwinkel • Zunge wirkt schmutzig und grünlich
Ernährungs-Besonderheiten	• Vorliebe für Bitteres
Sternzeichen	Schütze
Planet	Jupiter
Bachblüte	Scleranthus

Nr. 11 Silicea

Das Funktionsmittel Nr. 11 heißt Silicea.

Silicea ist das wichtigste Schüsslersalz für das Bindegewebe.

Mit dieser Aufgabe unterstützt es das Abnehmen vor allem indirekt. Das Gewebe rund um die schwindenden Fettpolster wird elastischer und kann daher in ausreichendem Maße schrumpfen, um straff zu bleiben oder zu werden. Dadurch kann man Silicea auch gegen Cellulite und Schwangerschaftsstreifen anwenden.

Wegen seiner Gewebe straffenden Eigenschaften eignet sich das Schüsslersalz Silicea besonders gut zur Anwendung als Salbe oder Creme. Die Salbe wird ein bis zwei Mal täglich auf die Problemzonen aufgetragen und leicht einmassiert.

Außerdem fördert Silicea die Ausscheidung von Giftstoffen und stärkt den Zuckerstoffwechsel.

Auf psychischer Ebene stärkt Silicea die Beharrlichkeit und das Selbstvertrauen. Dadurch fällt es leichter, eine Ernährungsumstellung durchzuhalten.

Die Ausgangssubstanz von Silicea wird meistens Kieselerde genannt. Auch als nicht potenzierte Kieselerde wird Silicea gerne in der Naturheilkunde verwendet.

Im menschlichen Körper kommt Silicea im Bindegewebe vor.

Silicea kann Ihre Gesundheit in den Bereichen Bindegewebe, Haut und Haare unterstützen. Die Haupteinsatzgebiete von Silicea sind Bindegewebsschwäche, Arteriosklerose und Abwehrschwäche.

Das Besondere bei Silicea ist: Bindegewebe-Stärkung.

Anwendungsgebiete

Für folgende Anwendungsgebiete rund ums Thema Abnehmen kann man Silicea einsetzen:

- Ausdauer
- Ausleitung
- Beharrlichkeit
- Cellulite
- Diabetes

12 Funktionsmittel zum Abnehmen

- Durstmangel
- Gallensteine
- Gewebe-Straffung
- Gicht
- Harnsaure Ablagerungen
- Harnsäure Überschuss
- Mutlosigkeit
- Orangenhaut
- Schlaffe Haut
- Schwache Gelenke
- Schwangerschaftsstreifen
- Schwermut
- Schwitzen
- Selbstbewusstsein
- Selbsterkenntnis
- Selbstvertrauen
- Zuckerkrankheit
- Übermäßiges Schwitzen

Silicea Steckbrief

Schüsslersalz	Silicea
Umgangssprachlich	Kieselerde
Chemischer Name	Kieselsäure
Beschaffenheit	Weißes Pulver
Regelpotenz	D12
Vorkommen im Körper	• Bindegewebe
Einsatzbereiche	• Bindegewebe • Haare • Haut
Hauptanwendungen	• Abwehrschwäche • Arteriosklerose • Bindegewebsschwäche
Verschlimmerung	• Bewegung • Kälte

Nr. 11 Silicea

Verbesserung	• Nachts • Wärme
Antlitzanalyse	• Geheimratsecken • Glänzende Haut wie lackiert (Glasurglanz) • Kleinporige Haut • Krähenfüße • Lachfalten • Schlupflider • Senkrechte Falten vor den Ohren • Tiefliegende Augen • Trockene Nase • Wächsern gelbe oder blasse Hautfarbe • Zuckungen der Augenlider
Ernährungs-Besonderheiten	• Vorliebe für Süßigkeiten • Abneigung gegen Milch
Besonderheiten	Bindegewebe-Stärkung
Sternzeichen	Zwilling
Planet	Merkur
Bachblüte	Cerato

12 Funktionsmittel zum Abnehmen

Nr. 12 Calcium Sulfuricum

Das Funktionsmittel Nr. 12 heißt Calcium Sulfuricum.

Calcium sulfuricum stärkt beim Abnehmen den Eiweißstoffwechsel. Die Abbauprodukte des Eiweißstoffwechsels werden besser ausgeschieden, wodurch ein Harnsäure-Überschuss und Gicht verhindert wird.

Außerdem werden durch Calcium sulfuricum die Gelenke gestärkt, was beim regelmäßigen Bewegungs-Training hilft.

Psychisch gesehen stärkt Calcium sulfuricum die Willensstärke, was dem Abnehmvorhaben in mehrfacher Hinsicht entgegen kommt.

Die Ausgangssubstanz von Calcium Sulfuricum wird meistens Gips genannt. Im menschlichen Körper kommt Calcium Sulfuricum in Knorpel, Leber und Galle vor.

Calcium Sulfuricum kann Ihre Gesundheit im Bereich Gelenke fördern. Die Haupteinsatzgebiete von Calcium Sulfuricum sind Arthrose, Rheuma und Eiterungen.

Anwendungsgebiete

Für folgende Anwendungsgebiete rund ums Thema Abnehmen kann man Calcium Sulfuricum einsetzen:

- Abhängigkeit
- Adipositas
- Fettsucht
- Gicht
- Giftstoffe-Abbau
- Selbsteinschätzung
- Selbsterkenntnis
- Selbstvertrauen
- Vitalisierung
- Willensschwäche
- Willensstärke
- Zwanghaftigkeit
- Zwänge
- Übergewicht

Calcium Sulfuricum Steckbrief

Schüsslersalz	Calcium Sulfuricum
Umgangssprachlich	Gips
Chemischer Name	Calciumsulfat
Beschaffenheit	Weißes Pulver
Regelpotenz	D6
Vorkommen im Körper	• Galle • Knorpel • Leber
Einsatzbereiche	• Gelenke
Hauptanwendungen	• Arthrose • Eiterungen • Rheuma
Verschlimmerung	• Wärme
Verbesserung	• Essen • Eisbehandlung
Antlitzanalyse	• Eventuell Altersflecken • Weiße alabasterartige Hautfärbung (wie Gips) • Wenig Zeichen im Gesicht zu erkennen
Besonderheiten	Gelenk-Stärkung
Sternzeichen	Fische
Planet	Neptun
Bachblüte	Agrimony

15 Ergänzungsmittel

15 Ergänzungsmittel

Die Ergänzungsmittel wurden von Dr. Schüßlers Schülern entdeckt und als Schüssler-Salze entwickelt.

Sie können die Wirkung der Funktionsmittel gezielt unterstützen.

Sie werden meistens in der Potenz D12 verwendet.

Nr. 13 Kalium arsenicosum

Kalium arsenicosum ist das Ergänzungsmittel Nr. 13.

Kalium arsenicosum kann Ihre Gesundheit in den Bereichen Haut und Lebenskraft unterstützen. Die Haupteinsatzgebiete von Kalium arsenicosum sind Schwächezustände, Hauterkrankungen und Menstruationsbeschwerden.

Anwendungsgebiete

Für folgende Anwendungsgebiete rund ums Thema Abnehmen kann man Kalium arsenicosum einsetzen:

- Atemnot
- Aufgedunsenes Gesicht, Aufgeschwemmtheit
- Ausdauer
- Gicht
- Meteorismus, Anazidität
- Müdigkeit, Trägheit
- Schilddrüsenunterfunktion
- Selbstmitleid
- Suchtneigung, Entwöhnung
- Wassereinlagerungen, Ödeme

Kalium arsenicosum Steckbrief	
Schüsslersalz	Kalium arsenicosum
Einsatzbereiche	• Haut • Lebenskraft
Hauptanwendungen	• Hauterkrankungen • Menstruationsbeschwerden • Schwächezustände

46

Nr. 14 Kalium bromatum

Kalium bromatum ist das Ergänzungsmittel Nr. 14.

Kalium bromatum kann Ihre Gesundheit in den Bereichen Nervensystem und Entzündungen unterstützen. Die Haupteinsatzgebiete von Kalium bromatum sind Schlaflosigkeit, Schlaflosigkeit und Neuralgien.

Anwendungsgebiete

Für folgende Anwendungsgebiete rund ums Thema Abnehmen kann man Kalium bromatum einsetzen:

- Müdigkeit
- Schilddrüsenunterfunktion
- Schwermut
- Selbstvertrauen
- Östrogen-Dominanz

Kalium bromatum Steckbrief	
Schüsslersalz	Kalium bromatum
Umgangssprachlich	
Einsatzbereiche	• Entzündungen • Nervensystem
Hauptanwendungen	• Neuralgien • Schlafstörungen • Schlaflosigkeit

15 Ergänzungsmittel

Nr. 15 Kalium jodatum

Kalium jodatum ist das Ergänzungsmittel Nr. 15.

Kalium jodatum kann Ihre Gesundheit in den Bereichen Stoffwechsel und Psyche unterstützen. Die Haupteinsatzgebiete von Kalium jodatum sind Bluthochdruck, Schwäche und Niedergeschlagenheit.

Anwendungsgebiete

Für folgende Anwendungsgebiete rund ums Thema Abnehmen kann man Kalium jodatum einsetzen:

- Abgeschlagenheit
- Abgespanntheit
- Arteriosklerose
- Aufgedunsenes Gesicht
- Aufgeschwemmtheit
- Gicht
- Harnsaure Ablagerungen
- Harnsäure Überschuss
- Schilddrüsenunterfunktion
- Schwermut
- Schwitzen
- Struma
- Trägheit
- Verdauungsschwäche
- Wassereinlagerungen
- Ödeme

Kalium jodatum Steckbrief	
Schüsslersalz	Kalium jodatum
Umgangssprachlich	Jodkalium
Einsatzbereiche	• Psyche • Stoffwechsel
Hauptanwendungen	• Bluthochdruck • Niedergeschlagenheit • Schwäche

48

Nr. 16 Lithium chloratum

Lithium chloratum ist das Ergänzungsmittel Nr. 16.

Lithium chloratum kann Ihre Gesundheit in den Bereichen Stoffwechsel und Ausscheidung unterstützen. Die Haupteinsatzgebiete von Lithium chloratum sind Gicht, Müdigkeits-Syndrom und Missstimmung.

Anwendungsgebiete

Für folgende Anwendungsgebiete rund ums Thema Abnehmen kann man Lithium chloratum einsetzen:

- Angespanntheit
- Arteriosklerose
- Betrübnis
- Bluthochdruck
- Blähungen
- Gallenschwäche
- Gallensteine
- Meteorismus
- Müdigkeit
- Selbstdisziplin
- Selbsteinschätzung
- Selbsterkenntnis
- Suchtneigung
- Ungeduld
- Zwanghaftigkeit
- Zwänge

Lithium chloratum Steckbrief	
Schüsslersalz	Lithium chloratum
Umgangssprachlich	Chlorlithium
Einsatzbereiche	• Ausscheidung • Stoffwechsel
Hauptanwendungen	• Gicht • Missstimmung • Müdigkeits-Syndrom

15 Ergänzungsmittel

Nr. 17 Manganum sulfuricum

Manganum sulfuricum ist das Ergänzungsmittel Nr. 17.

Manganum sulfuricum kann Ihre Gesundheit in den Bereichen Blutbildung, Nervensystem und Stoffwechsel unterstützen. Die Haupteinsatzgebiete von Manganum sulfuricum sind Blutarmut, Osteoporose und
Arthrose.

Anwendungsgebiete

Für folgende Anwendungsgebiete rund ums Thema Abnehmen kann man
Manganum sulfuricum einsetzen:

- Arteriosklerose
- Beengungsgefühl
- Bewegungsmangel
- Dauerstress
- Diabetes, Zuckerkrankheit
- Durchblutungsstörungen
- Erhöhte Cholesterinwerte
- Gewebe-Straffung
- Gicht
- Müdigkeit
- Schwache Gelenke
- Stress
- Venenschwäche
- Zuckerstoffwechsel

Manganum sulfuricum Steckbrief	
Schüsslersalz	Manganum sulfuricum
Umgangssprachlich	Schwefelsaueres Mangan
Einsatzbereiche	• Blutbildung • Nervensystem • Stoffwechsel
Hauptanwendungen	• Arthrose • Blutarmut • Osteoporose

50

Nr. 18 Calcium sulfuratum

Calcium sulfuratum ist das Ergänzungsmittel Nr. 18.

Calcium sulfuratum kann Ihre Gesundheit in den Bereichen Entgiftung und Stoffwechsel unterstützen. Die Haupteinsatzgebiete von Calcium sulfuratum sind Abmagerung, Amalgamvergiftung und Rheuma.

Anwendungsgebiete

Für folgende Anwendungsgebiete rund ums Thema Abnehmen kann man Calcium sulfuratum einsetzen:

- Ausleitung
- Darmträgheit
- Durchblutungsstörungen
- Gewebe-Straffung
- Gicht
- Mutlosigkeit
- Obstipation
- Quecksilbervergiftung
- Schlaffes Gewebe
- Schwache Gelenke
- Venenschwäche
- Willensschwäche
- Übersäuerung

Calcium sulfuratum Steckbrief	
Schüsslersalz	Calcium sulfuratum
Umgangssprachlich	Kalziumsulfid
Einsatzbereiche	• Entgiftung • Stoffwechsel
Hauptanwendungen	• Abmagerung • Amalgamvergiftung • Rheuma

15 Ergänzungsmittel

Nr. 19 Cuprum arsenicosum

Cuprum arsenicosum ist das Ergänzungsmittel Nr. 19.

Cuprum arsenicosum kann Ihre Gesundheit in den Bereichen Nervensystem, Haut und Verdauungsorgane unterstützen. Die Haupteinsatzgebiete von Cuprum arsenicosum sind Abwehrschwäche, Asthma und Schwermetallvergiftung.

Anwendungsgebiete

Für folgende Anwendungsgebiete rund ums Thema Abnehmen kann man Cuprum arsenicosum einsetzen:

- Atemnot
- Ausdauer
- Blähungen
- Entwöhnung
- Gallenschwäche
- Gallensteine
- Gewebe-Straffung
- Meteorismus
- Roemheld-Syndrom
- Schlaffes Gewebe
- Schwache Gelenke
- Selbstmitleid

Cuprum arsenicosum Steckbrief	
Schüsslersalz	Cuprum arsenicosum
Umgangssprachlich	
Einsatzbereiche	• Haut • Nervensystem • Verdauungsorgane
Hauptanwendungen	• Abwehrschwäche • Asthma • Schwermetallvergiftung

52

Nr. 20 Kalium aluminium sulfuricum

Kalium aluminium sulfuricum ist das Ergänzungsmittel Nr. 20.

Kalium aluminium sulfuricum kann Ihre Gesundheit in den Bereichen Haut und Muskeln unterstützen. Die Haupteinsatzgebiete von Kalium aluminium sulfuricum sind Trockene Schleimhäute, Reizhusten und Blähungen.

Anwendungsgebiete

Für folgende Anwendungsgebiete rund ums Thema Abnehmen kann man Kalium aluminium sulfuricum einsetzen:

- Darmträgheit
- Ernährungsfehler
- Giftstoffe-Abbau
- Meteorismus
- Mutlosigkeit
- Müdigkeit
- Obstipation
- Roemheld-Syndrom
- Selbsteinschätzung
- Trägheit
- Willensschwäche
- Zwanghaftigkeit
- Zwänge

Kalium aluminium sulfuricum Steckbrief	
Schüsslersalz	Kalium aluminium sulfuricum
Umgangssprachlich	Alaun
Einsatzbereiche	• Haut • Muskeln
Hauptanwendungen	• Blähungen • Reizhusten • Trockene Schleimhäute

15 Ergänzungsmittel

Nr. 21 Zincum chloratum

Zincum chloratum ist das Ergänzungsmittel Nr. 21.

Zincum chloratum kann Ihre Gesundheit in den Bereichen Immunsystem, Stoffwechsel und Wundheilung unterstützen. Die Haupteinsatzgebiete von Zincum chloratum sind Abwehrschwäche, Nervenschwäche und Unfruchtbarkeit.

Anwendungsgebiete

Für folgende Anwendungsgebiete rund ums Thema Abnehmen kann man Zincum chloratum einsetzen:

- Diabetes
- Gier
- Selbstdisziplin
- Struma
- Willensstärke
- Zuckerkrankheit
- Zuckerstoffwechsel

Zincum chloratum Steckbrief	
Schüsslersalz	Zincum chloratum
Umgangssprachlich	
Einsatzbereiche	<ul><li>Immunsystem</li><li>Stoffwechsel</li><li>Wundheilung</li></ul>
Hauptanwendungen	<ul><li>Abwehrschwäche</li><li>Nervenschwäche</li><li>Unfruchtbarkeit</li></ul>

54

Nr. 22 Calcium carbonicum

Calcium carbonicum ist das Ergänzungsmittel Nr. 22.

Calcium carbonicum kann Ihre Gesundheit in den Bereichen Stoffwechsel und Haut unterstützen. Die Haupteinsatzgebiete von Calcium carbonicum sind Alterserscheinungen, Entwicklungsverzögerung und Übergewicht.

Anwendungsgebiete

Für folgende Anwendungsgebiete rund ums Thema Abnehmen kann man Calcium carbonicum einsetzen:

- Adipositas
- Arteriosklerose
- Dauerstress
- Essstörung
- Fettsucht
- Müdigkeit
- Schwermut
- Schwitzen
- Stress
- Trägheit
- Verdauungsschwäche

Calcium carbonicum Steckbrief	
Schüsslersalz	Calcium carbonicum
Umgangssprachlich	Kohlensaurer Kalk, Kreide, Calcit, Kalkstein, Marmor
Einsatzbereiche	• Haut • Stoffwechsel
Hauptanwendungen	• Alterserscheinungen • Entwicklungsverzögerung • Übergewicht

15 Ergänzungsmittel

Nr. 23 Natrium bicarbonicum

Natrium bicarbonicum ist das Ergänzungsmittel Nr. 23.

Natrium bicarbonicum kann Ihre Gesundheit in den Bereichen Stoffwechsel und Ausscheidung unterstützen. Die Haupteinsatzgebiete von Natrium bicarbonicum sind Übersäuerung, Stoffwechselschwäche und Sodbrennen.

Anwendungsgebiete

Für folgende Anwendungsgebiete rund ums Thema Abnehmen kann man Natrium bicarbonicum einsetzen:

- Diabetes
- Durst
- Fetthunger
- Fettsucht
- Gallenschwäche
- Gallensteine
- Gicht
- Ungeduld
- Vitalisierung
- Zuckerkrankheit
- Zuckerstoffwechsel
- Übergewicht

Natrium bicarbonicum Steckbrief	
Schüsslersalz	Natrium bicarbonicum
Umgangssprachlich	Natron
Einsatzbereiche	• Ausscheidung • Stoffwechsel
Hauptanwendungen	• Sodbrennen • Stoffwechselschwäche • Übersäuerung

Nr. 24 Arsenum jodatum

Arsenum jodatum ist das Ergänzungsmittel Nr. 24.

Arsenum jodatum kann Ihre Gesundheit im Bereich Stoffwechsel fördern. Die Haupteinsatzgebiete von Arsenum jodatum sind Allergien, Heuschnupfen und Akne.

Anwendungsgebiete

Für folgende Anwendungsgebiete rund ums Thema Abnehmen kann man Arsenum jodatum einsetzen:

- Ausdauer
- Entwöhnung
- Mattigkeit
- Selbsthass
- Selbstmitleid
- Selbstvertrauen
- Selbstvorwürfe
- Wechseljahrsbeschwerden
- Willensstärke
- Östrogen-Dominanz

Arsenum jodatum Steckbrief	
Schüsslersalz	Arsenum jodatum
Umgangssprachlich	
Einsatzbereiche	• Stoffwechsel
Hauptanwendungen	• Akne • Allergien • Heuschnupfen

15 Ergänzungsmittel

Nr. 25 Aurum chloratum natronatum

Aurum chloratum natronatum ist das Ergänzungsmittel Nr. 25.

Aurum chloratum natronatum kann Ihre Gesundheit in den Bereichen Rhythmusstörungen und Frauenkrankheiten unterstützen. Die Haupteinsatzgebiete von Aurum chloratum natronatum sind Schlafstörungen, Herzschwäche und Menstruationsbeschwerden.

Anwendungsgebiete

Für folgende Anwendungsgebiete rund ums Thema Abnehmen kann man Aurum chloratum natronatum einsetzen:

- Abbau von Giften
- Abhängigkeit
- Arteriosklerose
- Atemnot
- Ausdauer
- Beengungsgefühl
- Bluthochdruck
- Gicht
- Harnsaure Ablagerungen
- Harnsäure Überschuss
- Selbstdisziplin
- Suchtneigung
- Wechseljahrsbeschwerden
- Östrogen-Dominanz
- Übersäuerung

Aurum chloratum natronatum Steckbrief	
Schüsslersalz	Aurum chloratum natronatum
Umgangssprachlich	Gold-Salz
Einsatzbereiche	• Frauenkrankheiten • Rhythmusstörungen
Hauptanwendungen	• Herzschwäche • Menstruationsbeschwerden • Schlafstörungen

58

Nr. 26 Selenium

Selenium ist das Ergänzungsmittel Nr. 26.

Selenium kann Ihre Gesundheit in den Bereichen Stoffwechsel und Zellschutz unterstützen. Die Haupteinsatzgebiete von Selenium sind Leberschwäche, Erschöpfung und Leistungsfähigkeit.

Anwendungsgebiete

Für folgende Anwendungsgebiete rund ums Thema Abnehmen kann man Selenium einsetzen:

- Abbau von Giften
- Arteriosklerose
- Dauerstress
- Diabetes
- Selbsthass
- Selbstvertrauen
- Spannkraft
- Stress
- Zuckerkrankheit
- Zuckerstoffwechsel

Selenium Steckbrief	
Schüsslersalz	Selenium
Umgangssprachlich	Selen
Einsatzbereiche	• Stoffwechsel • Zellschutz
Hauptanwendungen	• Erschöpfung • Leberschwäche • Leistungsfähigkeit

15 Ergänzungsmittel

Nr. 27 Kalium bichromicum

Kalium bichromicum ist das Ergänzungsmittel Nr. 27.

Kalium bichromicum kann Ihre Gesundheit in den Bereichen Stoffwechsel und Blutgefäße unterstützen. Die Haupteinsatzgebiete von Kalium bichromicum sind Übergewicht, Diabetes und Arteriosklerose.

Anwendungsgebiete

Für folgende Anwendungsgebiete rund ums Thema Abnehmen kann man Kalium bichromicum einsetzen:

* Adipositas
* Fetthunger
* Fettsucht
* Giftstoffe-Abbau
* Selbsthass
* Selbstvorwürfe
* Spannkraft
* Zuckerkrankheit
* Zuckerstoffwechsel

Kalium bichromicum Steckbrief	
Schüsslersalz	Kalium bichromicum
Umgangssprachlich	Doppeltchromsaures Kalium
Einsatzbereiche	• Blutgefäße • Stoffwechsel
Hauptanwendungen	• Arteriosklerose • Diabetes • Übergewicht

60

Ergänzungsmittel nach Joachim Broy

Der Heilpraktiker Joachim Broy hat im Rahmen seiner intensiven Arbeit mit Schüssler-Salzen zusätzliche sieben Mineralsalze entdeckt und ihre Wirkung als biochemische Heilmittel beschrieben.

Diese sieben Ergänzungssalze gehören noch nicht zu den offiziellen Ergänzungsmitteln. Man kann sie jedoch genauso anwenden wie andere Schüssler-Salze.

Sie sind in Apotheken als homöopathische Tabletten in der Potenz D6 erhältlich.

Natrium fluoratum

Die kristalline Fluor-Natriumverbindung ist in größeren Mengen stark giftig. In Kleinstmengen wird Natriumfluorid in Zahncremes, Kochsalz und im Trinkwasser eingesetzt, um den Zahnschmelz gegen Karies zu härten.

Als Ergänzungsmittel der Schüssler-Salze in der Potenz D6 wird Natrium fluoratum vor allem gegen Probleme im Verdauungsbereich angewendet.

Anwendungsgebiete

Für folgende Anwendungsgebiete rund ums Thema Abnehmen kann man Natrium fluoratum einsetzen:

- Depression
- Verdauungsschwäche
- Obstipation, Verstopfung
- Nackenschmerzen

Natrium fluoratum Steckbrief	
Deutscher Name	Fluornatrium
Chemische Bezeichnung	Natriumfluorid
Beschaffenheit	Weiße oder farblose Kristalle
Typische Potenz	D6
Vorkommen im Körper	Zähne
Einsatz-Bereich als Schüssler-Salz	Verdauung, Haut

Ergänzungsmittel nach Joachim Broy

Magnesium fluoratum

Das Magnesium-Salz Magnesiumfluorid wird vor allem in der Optik eingesetzt, weil es durch seine Transparenz einige interessante optische Eigenschaften hat.

Als Ergänzungsmittel der Schüssler-Salze in der Potenz D6 wird Magnesium fluoratum besonders gerne bei Problemen der Wirbelsäule verwendet. Man kann es aber auch gegen Leberprobleme und verschiedene Entzündungen einsetzen.

Anwendungsgebiete

Für folgende Anwendungsgebiete rund ums Thema Abnehmen kann man Magnesium fluoratum einsetzen:

* Bandscheibenbeschwerden
* Rückenschmerzen
* Nackenschmerzen
* Kreuzschmerzen
* Hexenschuss
* Ischias
* Fettleber
* Leberschwäche
* Kropf
* Krampfadern

Magnesium fluoratum Steckbrief	
Deutscher Name	Sellait
Chemische Bezeichnung	Magnesiumfluorid
Beschaffenheit	Farblose Kristalle
Typische Potenz	D6
Einsatz-Bereich als Schüssler-Salz	Bewegungsapparat

Calcium chloratum

Das Kalzium-Salz Kalziumchlorid wird häufig als Trocknungsmittel verwendet, weil es die Neigung hat, Wasser anzuziehen und zu binden. Weil es sich unter Zufuhr von Wasser erhitzt, wird es auch zur feuerlosen Erwärmung von Fertiggerichten (Outdoor-Nahrung) eingesetzt.

In der Nahrungsmittelindustrie findet Kalziumchlorid als Geschmacksverstärker und Stabilisator Verwendung. Es hat dort das Kürzel E 509.

Als Ergänzungsmittel der Schüssler-Salze in der Potenz D6 wird Calcium chloratum vor allem gegen Hautprobleme eingesetzt. Es wird außerdem gerne gegen Allergien und Nervenprobleme verwendet.

Anwendungsgebiete

Für folgende Anwendungsgebiete rund ums Thema Abnehmen kann man Calcium chloratum einsetzen:

- Nervenschmerzen
- Neuralgien
- Ödeme

Calcium chloratum Steckbrief	
Deutscher Name	Kalziumchlorid
Chemische Bezeichnung	Calciumchlorid
Beschaffenheit	Weißes Pulver, farblose Kristalle
Typische Potenz	D6
Einsatz-Bereich als Schüssler-Salz	Haut, Nerven

Ergänzungsmittel nach Joachim Broy

Ferrum chloratum

Eisenchlorid wird in der Industrie zur Reinigung von Abwässern eingesetzt, weil es verschiedene Schadstoffe ausfällt.

Als Ergänzungsmittel der Schüssler-Salze in der Potenz D6 wird Ferrum chloratum gegen Bluterkrankungen und Entzündungen im Verdauungsapparat verwendet.

Auch gegen Kopfschmerzen und Neuralgien kann man Ferrum chloratum einsetzen.

Anwendungsgebiete

Für folgende Anwendungsgebiete rund ums Thema Abnehmen kann man Ferrum chloratum einsetzen:

- Bauchschwellung
- Diarrhoe
- Durchfall
- Darmschleimhautentzündung

Ferrum chloratum Steckbrief	
Deutscher Name	Eisenchlorid
Chemische Bezeichnung	Ferrochlorid
Beschaffenheit	Farblose Kristalle
Typische Potenz	D6
Einsatz-Bereich als Schüssler-Salz	Blut, Verdauungsorgane

Ferrum sulfuricum

Das schwefelhaltige Salz Eisensulfat wird in der Industrie vor allem zur Abwasserreinigung eingesetzt. Dabei dient es vor allem der Entschwefelung und somit zur Geruchsbeseitigung.

Als Ergänzungsmittel der Schüssler-Salze in der Potenz D6 wird Ferrum sulfuricum gegen Blutarmut und Gerinnungsschwäche verwendet.

Außerdem kann man es gegen Inkontinenz einsetzen.

Anwendungsgebiete

Für folgende Anwendungsgebiete rund ums Thema Abnehmen kann man Ferrum sulfuricum einsetzen:

- Kongestion
- Blutandrang

Ferrum sulfuricum Steckbrief	
Deutscher Name	Eisenvitriol, Melanterit
Chemische Bezeichnung	Eisenoxydulsulfat, Eisensulfat
Beschaffenheit	Weißer bis grünlicher Feststoff
Typische Potenz	D6
Einsatz-Bereich als Schüssler-Salz	Blut

Ergänzungsmittel nach Joachim Broy

Magnesium chloratum

Das Magnesium-Salz Magnesiumchlorid wird häufig als Streusalz verwendet. In der Lebensmittel-Industrie wird es unter der Nummer E 511 als Geschmacksverstärker eingesetzt.

Als Ergänzungsmittel der Schüssler-Salze in der Potenz D6 wird Magnesium chloratum gegen zahlreiche ganz verschiedene Gesundheitsbeschwerden angewendet.

Das Spektrum reicht von Heuschnupfen über Kopfschmerzen bis Blähungen.

Anwendungsgebiete

Für folgende Anwendungsgebiete rund ums Thema Abnehmen kann man Magnesium chloratum einsetzen:

- Herzrasen
- Kongestion
- Blutandrang
- Blähungen
- Darmkolik
- Neuralgien
- Obstipation
- Verstopfung
- Stauungsgallenblase

Magnesium chloratum Steckbrief	
Chemische Bezeichnung	Magnesiumchlorid
Beschaffenheit	Weiße Kristalle
Typische Potenz	D6
Einsatz-Bereich als Schüssler-Salz	Nervensystem, Verdauung

Magnesium sulfuricum

Das bitter schmeckende Magnesium-Salz Magnesiumsulfat wird als Pflanzendünger und zur Trocknung von Substanzen eingesetzt.

In der Medizin findet es als Epsom-Salz oder Bittersalz als Abführmittel Verwendung.

Als Ergänzungsmittel der Schüssler-Salze in der Potenz D6 wird Magnesium sulfuricum gegen verschiedene Probleme der Gallenblase und bei Menstruationsbeschwerden verwendet.

Man kann es auch bei Schnupfen und Kopfschmerzen anwenden.

Anwendungsgebiete

Für folgende Anwendungsgebiete rund ums Thema Abnehmen kann man Magnesium sulfuricum einsetzen:

- Fettintoleranz
- Gallenkolik
- Gallenschwäche
- Gallensteine
- Gastroenteritis
- Magen-Darm-Entzündung

Magnesium sulfuricum Steckbrief	
Deutscher Name	Epsom-Salz
Chemische Bezeichnung	Magnesiumsulfat
Beschaffenheit	Weißes Pulver
Typische Potenz	D6
Einsatz-Bereich als Schüssler-Salz	Frauenbeschwerden, Verdauung

Übergewicht je nach Lebensphase

Übergewicht kann in jedem Alter erstmals auftreten. Bei Älteren kommt es jedoch deutlich häufiger vor als bei jungen Menschen.

Fachleute sind daher umso besorgter, weil Studien darauf hinweisen, dass Übergewicht inzwischen auch bei Kindern und jungen Erwachsenen verstärkt auftritt.

Abhängig vom Alter des Betroffenen kann Übergewicht unterschiedliche Ursachen haben. Auch die Wege zu einer schlanken Figur sind je nach Alter unterschiedlich.

Die Basisursache für Übergewicht, nämlich mehr Nahrungsaufnahme als Verbrauch, gilt natürlich für jedes Alter. Auch Ernährungsumstellung und vermehrte Bewegung als wichtige Behandlungsmaßnahmen sind altersunabhängig.

Die Unterschiede liegen in den Begleitumständen, die zu einem Nährstoffüberschuss führen.

Kinder

Gesunde Kinder haben meist einen natürlichen Bewegungsdrang, der sie schlank hält.

Doch in Städten gibt es immer weniger interessante Spielplätze und Straßen und Höfe sind zum Spielen zu gefährlich, weil der Autoverkehr ständig zunimmt.

Auf der anderen Seite gibt es immer mehr Fernsehprogramme und auch Computerspiele ziehen die Kinder in ihren Bann.

Der natürliche Bewegungsdrang der Kinder wird daher stark gebremst, was bei vielen zu Bewegungsmangel führt.

Kinder erliegen auch leicht den Verführungen süßer, fetter Nahrungsmittel, weil das ein ganz natürlicher Drang ist. Dieser Drang wird von der Nahrungsmittelindustrie schamlos ausgenutzt, so dass es immer mehr vermeintlich kindgerechte Nahrungsmittel gibt, die mehr Kalorien enthalten, als dem bewegungsarmen Kind gut tut.

Die Eltern sind hier gefragt, um den Kind bei einer vernünftigen Auswahl der Nahrungsmittel zu helfen. Doch diese Aufgabe ist heutzutage eine schwierige Herausforderung. Das Leckereien- und Unterhaltungsangebot ist nahezu übermächtig.

Mit Ermahnungen kommt man meistens nicht sehr weit, schon eher mit einem guten Vorbild.

Als Eltern sollten Sie mit Ihren Kindern bewegungsreiche Abenteuer in der frischen Luft erleben. Einfache Spaziergänge sind für Kinder nämlich zu langweilig, Kinder wollen Abenteuer.

Auch die gesunde Ernährung sollte verlockend zubereitet und angerichtet werden, damit sie dem Vergleich mit kalorienreichen Leckereien standhält.

Wenn man sich als Eltern der Herausforderung stellt, seine Kinder zu einer gesunden Ernährung und ausreichend Bewegung zu ermuntern, nützt das in mehrfacher Hinsicht:

Die Kinder lernen die gesunde Lebensweise nicht nur für den Augenblick, sondern auch für ihr weiteres Leben. Außerdem profitieren auch Sie als Eltern von der Vorbildfunktion, denn auch Sie bewegen sich mehr und ernähren sich gesünder.

Mit Schüsslersalzen kann man dazu beitragen, dass die Kinder mehr Freude an der Bewegung haben und dass der Heißhunger auf Süßigkeiten nachlässt.

Folgende Schüsslersalze eignen sich zur ergänzenden Behandlung bei Übergewicht im Kindesalter besonders gut:

- Nr. 1 Calcium Fluoratum: Bei Bewegungsmangel
- Nr. 9 Natrium Phosphoricum: Gegen Heißhunger nach Süßigkeiten

Jugendliche

Bei Jugendlichen besteht im Prinzip die gleiche Situation wie bei Kindern.

Sie wachsen jedoch meistens so schnell, dass sie eine Menge Kalorien brauchen, ohne dick zu werden.

Jugendliche, die schon als Kinder dick waren, bleiben zwar meistens dick, wenn sie ihre Lebensweise nicht ändern.

Aber die anderen Jugendlichen neigen häufig dazu, dünn und schlaksig zu werden, weil vor allem die Gliedmaßen schnell wachsen.

Einige Mädchen bekommen mit dem Einsetzen der Pubertät den sogenannten Babyspeck. Ein wenig Babyspeck ist ganz normal und veranlagungsbedingt. Er verschwindet meist von selbst, wenn die Mädchen ausgewachsen sind. Nur wenn der Babyspeck zu echtem Übergewicht wird, sollte man etwas dagegen unternehmen.

Bei richtigem Übergewicht im Jugendalter ist es wichtig, etwas dagegen zu unternehmen, damit die betroffenen Jugendlichen mit einem gesunden Gewicht ins Erwachsenenleben starten können.

Folgende Schüsslersalze eignen sich zur ergänzenden Behandlung bei Übergewicht bei Jugendlichen besonders gut:

- Nr. 1 Calcium Fluoratum: Bei Bewegungsmangel
- Nr. 9 Natrium Phosphoricum: Gegen Heißhunger nach Süßigkeiten
- Nr. 7 Magnesium Phosphoricum: Bei hormonellem Ungleichgewicht bei Mädchen

Junge Erwachsene

Im jungen Erwachsenenalter ist der natürliche Grundumsatz besonders hoch.

Dadurch verbrauchen junge Erwachsene schon im Ruhezustand besonders viele Kalorien.

Wer als Kind und Jugendlicher schlank war, ist meistens auch als junger Erwachsener schlank. Oft verschwindet sogar der Babyspeck aus dem Jugendalter.

Aber auch für junge Erwachsene gibt es spezielle Übergewichts-Risiken.

Sobald junge Menschen das Elternhaus verlassen, entfällt die elterliche Kontrolle. An die Stelle von eventuell liebevoll gekochter Gesundkost treten möglicherweise Fast Food und Fertiggerichte. Das gilt natürlich nicht für jeden jungen Erwachsenen, kommt aber häufig vor.

Außerdem entfällt der Schulsport und möglicherweise der Sportverein, der die jungen Erwachsenen als Jugendliche zur Bewegung animiert hat.

So kann es vorkommen, dass die frisch gebackenen Studenten oder Erwerbstätigen sich in aller Hast von Fertigessen ernähren und nur noch zwischen Schreibtisch und Sofa pendeln.

Auf diese Weise kann es selbst in der Phase, in der Schlanksein recht einfach ist, zu Übergewicht kommen.

Folgende Schüsslersalze eignen sich zur ergänzenden Behandlung bei Übergewicht bei jungen Erwachsenen besonders gut:

- Nr. 1 Calcium Fluoratum: Bei Bewegungsmangel
- Nr. 10 Natrium Sulfuricum: Bei Ernährungsfehlern

Junge Mütter

Eine Sondergruppe junger Erwachsener stellen junge Mütter dar.

Durch die Schwangerschaft nehmen Frauen sowieso zu, dank reichlich Östrogen meistens erheblich mehr als das Kind und die gewachsene Gebärmutter wiegen.

Die in der Schwangerschaft angesammelten Fettreserven sind durchaus sinnvoll, wenn eine Frau anschließend ihr Baby lange stillt. Das gilt vor allem, wenn Essen nicht im Überfluss vorhanden ist.

In den Industrieländern ist Essen jedoch im Überfluss vorhanden und nur wenige Mütter stillen ihr Kind viele Monate lang voll.

Daher fällt es vielen Frauen schwer, das schwangerschaftsbedingte Fett wieder los zu werden. Manche Frauen werden nach einer Schwangerschaft nie wieder so schlank wie vorher.

Dagegen hilft Stillen, regelmäßige Bewegung und eine kalorienbewusste Ernährung.

Mit Schüsslersalzen kann man das Schlankwerden und die Regenerierung nach einer Geburt unterstützen.

Folgende Schüsslersalze eignen sich zur ergänzenden Behandlung bei Übergewicht von jungen Müttern besonders gut:

- Nr. 7 Magnesium Phosphoricum: Gegen hormonelles Ungleichgewicht nach Geburten.
- Nr. 11 Silicea: Zur Stärkung und Straffung des Bindegewebes.

Mittleres Alter

Im mittleren Alter werden viele Menschen nach und nach übergewichtig.

Oft nimmt das Körpergewicht schleichend zu, sodass die Betroffenen es lange Zeit nicht merken.

Schon ein geringer Nahrungsüberschuss reicht aus, um Jahr für Jahr das eine oder andere Kilo hinzu kommen zu lassen.

Übergewicht je nach Lebensphase

Erschwerend wirkt sich aus, dass Menschen ab dem mittleren Alter weniger Kalorien als vorher brauchen, um ihr Gewicht zu halten. Der Körper lernt offenbar im Laufe der Jahre, die Nahrung immer besser zu verwerten.

Viele Menschen stehen im mittleren Alter auch voll im Beruf und tragen höhere Verantwortung denn je. Für sportliche Betätigung bleibt kaum noch Zeit.

Wenn dann noch erste Arthrose-Beschwerden auftreten, ist der Weg zu richtigem Übergewicht häufig endgültig geebnet. Man vermeidet Sport, um Schmerzen zu entgehen, obwohl schonender Sport die Gelenke erwiesenermaßen stärkt.

Spätestens jenseits der vierzig sollte man mit regelmäßigem Bewegungstraining beginnen, um seinen Körper auch in der zweiten Lebenshälfte möglichst lange gesund und beweglich zu erhalten.

Viele tun dies auch. Das sieht man deutlich, wenn man sich auf beliebten Walking- oder Fahrradstrecken umschaut. Ein Großteil der Aktiven ist über 40.

Wer stattdessen lieber knabbernd auf dem Sofa sitzt und Sport für Mord hält, läuft Gefahr, von Jahr zu Jahr immer mehr zuzunehmen.

Folgeerkrankungen wie Bluthochdruck, Diabetes, Kurzatmigkeit, geschwollene Füße, Rückenschmerzen und Arthrose sind dann kaum noch aufzuhalten.

Folgende Schüsslersalze eignen sich zur ergänzenden Behandlung bei Übergewicht im mittleren Alter besonders gut:

- Nr. 9 Natrium Phosphoricum: Stärkt den Stoffwechsel
- Nr. 1 Calcium Fluoratum: Stärkt die Gelenke

Wechseljahre

Für die Wechseljahre gilt im Prinzip das Gleiche, wie unter "Mittleres Alter" beschrieben.

Hinzu kommen jedoch noch einige Faktoren, die speziell mit der hormonellen Umstellung der Fortpflanzungsfähigkeit zu tun haben.

Im fortpflanzungsfähigen Alter braucht der Körper täglich ungefähr 300 Kilokalorien, um das monatliche Ei heranreifen zu lassen.

Diese Kalorien werden nicht mehr benötigt, wenn kein Eisprung mehr stattfindet.

Bei gleichbleibender Ernährung nimmt eine Frau in den Wechseljahren also automatisch zu. Theoretisch beträgt diese automatische Zunahme 15 Kilo im Jahr, weil etwa 7000 Kilokalorien benötigt werden, um ein Kilo Körperfett zu bilden.

Als würde diese automatische Zunahme nicht schon ausreichen, wirken sich die hormonellen Veränderungen während der Wechseljahre so aus, dass verstärkt Körperfett gebildet wird. Durch einen ausgeprägten Mangel am Geschlechtshormon Progesteron kommt es zu einem relativen Überschuss an Östrogen, zu der sogenannten Östrogen-Dominanz.

Diese Östrogendominanz fördert die Entstehung von Übergewicht. Außerdem neigen die Betroffenen zu Wassereinlagerungen.

Daher werden in den Wechseljahren viele Frauen übergewichtig, die ihr ganzes Leben zuvor schlank gewesen sind.

Alte Erfahrungswerte gelten plötzlich nicht mehr. Wo früher ein paar Tage Zurückhaltung beim Essen ausgereicht haben, um die gute Figur wieder herzustellen, scheint jetzt kein Schlank-Trick mehr zu funktionieren.

Frauen in den Wechseljahren müssen ihren Körper ganz neu kennenlernen. Sie sollten am besten aktiv und regelmäßig Sport treiben und ihre Ernährung den neuen Bedürfnissen anpassen.

Folgende Schüsslersalze eignen sich zur ergänzenden Behandlung bei Übergewicht in den Wechseljahren besonders gut:

- Nr. 7 Magnesium Phosphoricum: Gegen Östrogendominanz.
- Nr. 8 Natrium Chloratum: Gegen Wassereinlagerungen.

Rentenalter

Im Rentenalter verstärken sich die Probleme des mittleren Alters.

Der Körper verwertet die Nahrung immer besser, weshalb man ein zunehmend guter Futterverwerter wird.

Außerdem verstärken sich häufig Beschwerden des Bewegungsapparates wie beispielsweise Arthrose, sodass Bewegung immer schwerer fällt.

Übergewicht je nach Lebensphase

Als besondere Erschwernis kommt bei vielen noch der Rentenfaktor hinzu.

Mit Eintritt ins Rentnerleben fällt bei Vielen die tägliche Anforderung weg. Wer im Berufsleben zu Fuß oder mit dem Fahrrad zur Arbeit gekommen ist, erspart sich diesen aktiven Teil seines Lebens.

Wenn man nicht gezielt und bewusst neue Bewegungsgewohnheiten aufnimmt, ist die Gefahr für Übergewicht sehr groß.

Ganz fatal wird es, wenn man die gewonnene Zeit nutzt, um endlich all die leckeren Speisen zu essen, die einem durch schnödes Kantinenessen entgangen sind.

Natürlich kann sich der Eintritt ins Rentenalter auch andersherum auswirken.

Wer immer mit dem Auto zur Arbeit fuhr und die gewonnene Zeit für ausgiebige Radtouren nutzt, wird wahrscheinlich Übergewicht abbauen. Auch wenn möglicherweise fettes Kantinenessen durch leichte Gemüsekost ersetzt wird, kann man gesundheitlich profitieren.

Schüsslersalze können dazu beitragen, dass man sich auch im Rentenalter einer möglichst guten Gesundheit erfreut.

Folgende Schüsslersalze eignen sich zur ergänzenden Behandlung bei Übergewicht im Rentenalter besonders gut:

- Nr. 1 Calcium Fluoratum: Bei Bewegungsmangel
- Nr. 10 Natrium Sulfuricum: Bei Ernährungsfehlern

Hohes Alter

Im hohen Alter kehrt sich die zunehmende Neigung zu Übergewicht häufig um.

Viele Menschen im Greisenalter verlieren von selbst an Gewicht.

Das kann einerseits durch Krankheitsphasen mit mangelndem Appetit kommen, andererseits nehmen viele alte Menschen auch ganz von selbst ab, weil der Appetit nachlässt.

Wenn man jedoch sehr viel im Bett liegt und seine Ernährungsgewohnheiten beibehält, kann auch im hohen Alter Übergewicht entstehen.

Folgende Schüsslersalze eignen sich zur ergänzenden Behandlung bei Übergewicht im hohen Alter besonders gut:

- Nr. 1 Calcium Fluoratum: Bei Bewegungsmangel
- Nr. 9 Natrium Phosphoricum: Stärkt den Stoffwechsel

Abnehmhindernisse

Die Formel für das Abnehmen scheint zunächst einfach:

Man muss weniger Nahrungs-Energie zu sich nehmen, als man verbraucht.

Doch in der Praxis ist es oft schwierig, dieser simplen Formel gerecht zu werden, was man auch deutlich an den unzähligen erfolglosen Abnehmversuchen erkennen kann.

Die aufgenommene Nahrung wird nämlich keineswegs von allen Menschen in gleicher Weise vollständig verwertet.

Auch der Energie-Verbrauch ist von Mensch zu Mensch verschieden, selbst wenn man nur bequem auf dem Sofa sitzt.

Der entscheidende Faktor beim Energieverbrauch ist der sogenannte Grundumsatz.

Manche Menschen verbrauchen auch in Ruhe eine Menge Energie. Sie erzeugen beispielsweise besonders viel Wärme. Der Stoffwechsel dieser Menschen ist beschleunigt.

Der Grundumsatz hängt auch von der Muskelmenge ab, denn Muskeln verbrauchen viel Energie, auch wenn sie nicht in Bewegung sind.

Der Grundumsatz wird zudem von vielen Stoffwechselfaktoren bestimmt.

Einige dieser Faktoren können sich als regelrechte Abnehmhindernisse erweisen, wenn sie den Körper in den Sparmodus schalten.

Veranlagung

Eine wichtige Rolle für die Figur spielt die Veranlagung, also unsere vererbten Eigenschaften.

Manche Menschen sind ihr Leben lang dünn, obwohl sie reichlich essen.

Andere werden quasi schon beim Anblick von kalorienreichen Speisen dick.

Früher, als es regelmäßig Hungersnöte gab, waren die Menschen im Vorteil, die zum Dicksein neigen. Sie bauten in guten Zeiten üppige Re-

Abnehmhindernisse

serven in Form von Speckpolstern auf, von denen sie in schlechten Zeiten zehren konnten. Das hat ihre Überlebenschancen deutlich verbessert.

Heutzutage gibt es in den Industrieländern jedoch Nahrung im Überfluss. Das erweist sich für die zum Dicksein neigenden Menschen als Nachteil, denn zu viel Fettreserven sind ein erhebliches Gesundheitsrisiko.

Trotz einer Veranlagung zum Dicksein, ist man jedoch nicht zum Übergewicht verdammt.

Abnehmen fällt zwar schwerer, ist aber dennoch möglich, wenn man hartnäckig am Ball bleibt.

Folgende Schüsslersalze eignen sich, um trotz einer Veranlagung zu Übergewicht abnehmen zu können:

- Nr. 7 Magnesium Phosphoricum
- Nr. 10 Natrium Sulfuricum
- Nr. 12 Calcium Sulfuricum

Vorbilder

In engem Zusammenhang zur Veranlagung steht häufig das Thema „Vorbilder", denn die meisten Menschen wachsen bei ihren Eltern auf.

Die Eltern geben also einerseits ihr Erbgut und andererseits als Vorbild ihre Ernährungsweise an ihre Kinder weiter.

Die meisten Menschen mögen ihr Leben lang die Speisen ihrer Kindheit besonders gern.

Wer also als Kind mit fettreicher Hausmannskost aufgewachsen ist, wird zeitlebens eine Schwäche für solche Speisen haben.

Auch Ernährungsgewohnheiten wie Essen vor dem Fernsehen oder abendliches Knabbern übernehmen viele Menschen aus ihrem Elternhaus.

Problematisch ist häufig auch die zuckerhaltige Flaschennahrung, mit der Säuglinge heutzutage meistens aufgezogen werden. Fast immer enthält die Säuglingsnahrung Vanillin. Die Babies werden dadurch darauf getrimmt, den Vanillegeschmack mit der Befriedigung ihrer Bedürfnisse zu verbinden. Im späteren Leben löst das Vanillearoma wohlige Gefühle aus und verleitet zum Überessen.

Folgende Schüsslersalze eignen sich, um festsitzende Ernährungsfehler zu beenden, und um die Ernährungsumstellung zu erleichtern:

- Nr. 7 Magnesium Phosphoricum
- Nr. 10 Natrium Sulfuricum

Bewegungsmangel

Eine wesentliche Ursache für Übergewicht ist Bewegungsmangel. Diese Tatsache ist allgemein bekannt. Fast jeder weiß, dass regelmäßige Bewegung nicht nur für eine gute Figur, sondern auch für eine stabile Gesundheit notwendig ist.

Dennoch vermeidet ein großer Teil der Bevölkerung Bewegung, wo er nur kann.

Selbst kurze Strecken werden mit dem Auto gefahren, für mehr als ein Stockwerk Steigung nimmt man den Aufzug, die Arbeit erledigt man auf dem Schreibtischstuhl und der liebste Aufenthaltsort ist das Sofa.

Der Mensch ist jedoch für ständige Bewegung "konstruiert". Wenn ihm diese Bewegung fehlt, hat der Körper bei normaler Nahrungsaufnahme einen Energieüberschuss, der als Fettpolster gespeichert wird.

Verstärkend kommt noch hinzu, dass der gesamte Grundumsatz des Stoffwechsels gesenkt wird. Auch die Muskeln werden nach und nach abgebaut, sodass der Grundumsatz noch stärker sinkt. Dadurch wird der Zunahme-Effekt noch verstärkt.

Folgende Schüsslersalze eignen sich, um die Folgen von Bewegungsmangel auszugleichen und die Freude an mehr Bewegung zu stärken:

- Nr. 1 Calcium Fluoratum
- Nr. 3 Ferrum Phosphoricum
- Nr. 6 Kalium Sulfuricum
- Nr. 10 Natrium Sulfuricum

Verdauungsschwäche

Viele Menschen leiden unter einer Schwäche der Verdauungsorgane.

Solch eine Verdauungsschwäche kann sich durch Verstopfung, Blähungen und Bauchschmerzen äußern.

In Folge einer Verdauungsschwäche wird die Nahrung nicht mehr vollständig verdaut, denn die Verdauungssäfte verfügen nicht über die Verdauungskräfte wie bei einem gesunden Verdauungssystem.

Abnehmhindernisse

Durch die ungenügende Verdauung entstehen schädliche Stoffwechselendprodukte, die den Stoffwechsel belasten. Der Stoffwechsel funktioniert nicht mehr richtig - er wird blockiert.

Übergewicht kann eine Folge einer solchen Stoffwechselblockade sein.
Auch Kraftlosigkeit, Kopfschmerzen und Hautprobleme sind häufig eine
Folge einer Stoffwechselblockade durch Verdauungsschwäche.

Eine der zahlreichen Ursachen für Verdauungsschwäche kann auch ein
Mineralsalzmangel in den Verdauungsorganen sein. Daher kann man
Schüsslersalze zur Behandlung der Verdauungsschwäche einsetzen.

Folgende Schüsslersalze kann man zur Stärkung der Verdauung anwenden:

• Nr. 4 Kalium Chloratum
• Nr. 6 Kalium Sulfuricum
• Nr. 9 Natrium Phosphoricum
• Nr. 10 Natrium Sulfuricum

Schlafmangel

Im Schlaf wird im Körper das Wachstumshormon STH ausgeschüttet.

Dieses Wachstumshormon steigert beim ausgewachsenen Menschen die
Fettverbrennung.

Wenn man unter dauerhaftem Schlafmangel leidet, wird nicht genügend
von diesem Wachstumshormon ausgeschüttet, was Übergewicht begüns-
tigen kann.

Daher schadet es der Figur, wenn man oft zu wenig schläft.

Dagegen hilft es jedoch nicht, wenn man unverhältnismäßig lange schläft,
mal davon abgesehen, dass man während des Schlafes nicht essen kann.

Es soll übrigens auch relativ unsinnig sein, mit einer extra Eiweißportion
vor dem Schlafen, z.B. in Form von Jogurt, die Wachstumshormon-Pro-
duktion besonders anzukurbeln.

Außer durch fehlende Wachstumshormone kann Schlafmangel auch noch
durch andere Mechanismen zu Übergewicht führen.

Wenn man längere Zeit zu wenig schläft, ist man naturgemäß schlapp
und wenig leistungsfähig. Diese Leistungsschwäche versuchen Viele

durch erhöhte Nahrungsaufnahme auszugleichen. Das Mehr an Kalorien führt dann unweigerlich zu Übergewicht.

Folgende Schüsslersalze kann man bei Schlafproblemen anwenden:

- Nr. 5 Kalium Phosphoricum
- Nr. 7 Magnesium Phosphoricum
- Nr. 12 Calcium Sulfuricum

Dauerstress

Bei Stress wird das Hormon Cortisol in großer Menge ausgeschüttet.

Ein dauerhaft erhöhter Cortisol-Spiegel schwächt das Immunsystem, verringert die Muskelmasse und die Knochendichte. Außerdem sinkt die Konzentrationsfähigkeit und die Schlaffähigkeit. Sogar das Herzinfarkt-risiko steigt an, wenn zu viel Cortisol im Blut zirkuliert.

Cortisol fördert außerdem die Fettansammlung im Bauchbereich und in der Hüfte. Dieses Fett soll in akuten Notsituationen als Energiereserve dienen. Dieser Bedarf würde beispielsweise entstehen, wenn man kämpfen oder flüchten müsste.

Doch bei dauerhaftem Stress im Alltag wird dieses Fett nicht abgerufen. Stattdessen wird immer mehr Notfall-Fett eingelagert. Der Bauch und der Rettungsring auf den Hüften wächst und wächst.

Folgende Schüsslersalze kann man gegen Stress einsetzen:

- Nr. 2 Calcium Phosphoricum
- Nr. 5 Kalium Phosphoricum
- Nr. 7 Magnesium Phosphoricum

Schilddrüsen-Störungen

Das Hormon der Schilddrüse ist ein sehr wichtiges Stoffwechsel-Hormon. Dieses Hormon steuert die Aktivität des Stoffwechsels. Wenn man zu wenig von diesem Schilddrüsen-Hormon im Körper hat, läuft der Stoffwechsel wie gebremst.

Die Betroffenen sind viel müde, haben eine niedrige Körpertemperatur und einen niedrigen Blutdruck.

Abnehmhindernisse

Außerdem neigen Menschen mit einer Unterfunktion der Schilddrüse zu Übergewicht. Manchmal nimmt das Übergewicht bei diesen Menschen extreme Ausmaße an.

Bei einer Schilddrüsenunterfunktion fällt das Abnehmen oft sehr schwer. Daher sollte man bei Verdacht auf Schilddrüsenunterfunktion unbedingt einen Arzt aufsuchen. Bei tatsächlichem Vorhandensein dieser Erkrankung, muss die Schilddrüse sorgfältig behandelt werden, meist mithilfe von Schilddrüsenhormonen.

Im mittleren Alter neigen relativ viele Frauen zu einer Schilddrüsenunterfunktion. Die Unterfunktion der Schilddrüse tritt in diesen Fällen oft parallel zu den Wechseljahren auf.

Folgende Schüsslersalze kann man zur Stärkung der Schilddrüse einnehmen.

- Nr. 7 Magnesium Phosphoricum

Östrogendominanz

Unzählige Frauen leiden unter den Folgen einer Östrogendominanz ohne das zu wissen.

Östrogendominanz ist bislang weitgehend unbekannt, obwohl es sich um ein regelrechtes Massenphänomen handelt.

Sie verursacht das prämenstruelle Syndrom, Wechseljahrsbeschwerden und unter anderem auch eine Neigung zu Übergewicht.

Die Östrogendominanz könnte man auch Progesteron-Mangel nennen, um die Ursache näher zu beschreiben. Progesteron wird vom Gelbkörper im Eierstock gebildet, daher heißt es auch Gelbkörperhormon. Es ist ein wichtiger Partner oder Gegenspieler des Östrogens.

Östrogen und Progesteron müssen in einem gewissen Verhältnis zueinander stehen, damit man sich wohl fühlt.

Wenn es zu wenig Progesteron im Körper gibt, ist das Verhältnis zum Östrogen gestört.

Relativ betrachtet gibt es dann also zu viel Östrogen. Das ist selbst dann der Fall, wenn eigentlich ein geringer Östrogen-Mangel besteht. Es kommt bei der Östrogendominanz nur auf das Verhältnis von Östrogen und Progesteron an.

Bei der Östrogendominanz kommt es zu Beschwerden wie bei einem echten Östrogen-Überschuss.

In jüngeren Jahren äußert sich das häufig als Beschwerden vor der Periode, wie Reizbarkeit, Kopfschmerzen und Brustspannen.

Auch die ersten Jahre der Wechseljahre sind meistens durch eine Östrogendominanz geprägt. Zusätzlich zu den oben genannten Beschwerden kommt es zu Hitzewallungen, Schlafstörungen und Gelenkschmerzen.

Durch den relativen Östrogenüberschuss kommt es auch zu vermehrten Wassereinlagerungen und der Körper neigt dazu Fett einzulagern.

Die Östrogendominanz kann dazu führen, dass man es nicht schafft abzunehmen, selbst wenn man sich regelmäßig bewegt und bewusst ernährt.

Folgende Schüsslersalze eignen sich, um Östrogendominanz zu behandeln:

- Nr. 1 Calcium Fluoratum
- Nr. 2 Calcium Phosphoricum
- Nr. 7 Magnesium Phosphoricum

Diabetes

Die hormonelle Krankheit Diabetes mellitus ist eng mit Übergewicht verbunden. Diese Tatsache ist einem Großteil der Menschen bekannt.

Wenn eine Veranlagung zu Diabetes vorhanden ist, bricht die Krankheit häufig aus, wenn man ein gewisses Übergewicht angesammelt hat.

Diese Form von Diabetes mellitus nennt man auch Altersdiabetes, obwohl sie auch schon in jüngeren Jahren auftreten kann.

Bei Diabetes funktioniert die Steuerung des Zuckerstoffwechsels nicht mehr richtig, weshalb sie früher auch Zuckerkrankheit genannt wurde.

Bei Altersdiabetes wird zwar meistens noch ausreichend von dem Hormon Insulin im Körper hergestellt, aber dieses Hormon wirkt nicht mehr so wie soll. Die Körperzellen entwickeln eine sogenannte Insulinresistenz.

Das Abnehmen fällt durch diese Insulinresistenz noch schwerer als bei gesunden Menschen.

Abnehmhindernisse

Dabei ist es für übergewichtige Diabetes-Patienten besonders wichtig abzunehmen. Die Krankheitsbeschwerden können nämlich deutlich zurückgehen, wenn sich das Körpergewicht verringert.

Folgende Schüsslersalze können zur ergänzenden Behandlung bei Diabetes mellitus angewendet werden:

- Nr. 6 Kalium Sulfuricum
- Nr. 7 Magnesium Phosphoricum
- Nr. 9 Natrium Phosphoricum
- Nr. 10 Natrium Sulfuricum
- Nr. 11 Silicea

Armut

Ärmere Menschen neigen in den Industrieländern paradoxerweise besonders stark zu Übergewicht.

Diese Tatsache wird immer wieder beobachtet und ist inzwischen auch allgemein bekannt.

Die Ursache dafür ist meist auch schnell ausgemacht: Arme Menschen sind häufig unwissend in Ernährungsdingen und ernähren sich daher ungesund und zu kalorienreich. Die ungesunde Ernährung mit viel Fett und Kohlenhydraten sorgt dann für Übergewicht.

Meistens wird auch eindringlich darauf hingewiesen, dass gesunde Nahrung mit viel Obst und Gemüse teurer ist als kalorienreiche Nahrung.

Das ist auch richtig, wenn auch nur bedingt.

Einkäufe im Bioladen sind für arme Menschen kaum regelmäßig möglich.

Wenn man jedoch wirklich will, kann man auch mit wenig Geld sehr preiswert saisonales Obst und Gemüse kaufen. Paprika im Winter ist extrem teuer, aber Kohl und Karotten sind auch für Ärmere bezahlbar. Die preiswerten Frischezutaten sind jedoch relativ unpopulär.

Außerdem muss man frische Nahrung meistens kochen. Gerade bei vielen Armen wird jedoch nur selten gekocht. Oft existiert sogar die Vorstellung, dass ein gekochtes Essen unbedingt mit Fleisch verbunden sein muss. Solche Vorstellungen machen gekochte Gerichte zu einem unerschwinglichen Luxus.

Armut als Ursache für Übergewicht ist daher zum großen Teil auf Wissenslücken (siehe unten) und Antriebsschwäche zurück zu führen.

Folgende Schüssler-Salze kann man zur unterstützenden Behandlung von Antriebsschwäche anwenden:

- Nr. 8 Natrium Chloratum

Existenzängste

Da das Ernährungsproblem für Übergewicht bei Armen schon als ausreichende Erklärung erscheint, wird meistens nicht weiter hinterfragt, ob es vielleicht noch weitere Ursachen geben könnte.

Doch woher kommt bei Armen der starke Drang, sich kalorienreich zu ernähren?

Wie bei vielen vermeintlich merkwürdigen Eigenschaften der Menschen, kann ein Blick in die Vergangenheit Klarheit schaffen.

Dazu müssen wir nicht einmal bis in die Steinzeit zurück gehen. Ein Blick in die erste Hälfte des letzten Jahrhunderts reicht völlig.

Bis vor relativ kurzer Zeit waren schlechte Zeiten nämlich meistens mit Hungersnöten verbunden. Sobald sich eine Krisensituation am Horizont abzeichnete, mussten die Menschen damit rechnen, dass es über kurz oder lang zu wenig zu essen gab.

Da waren diejenigen Menschen im Vorteil, die in der frühen Phase einer Krise möglichst viel Gewicht zulegten. Sie konnten die folgende Hungersnot besser überstehen, weil sie ein üppiges Reservepolster auf den Hüften hatten. Der erhöhte Cortisol-Spiegel, der mit Dauerstress einhergeht, fördert diese Fettpolster-Bildung zusätzlich.

Die Eigenschaft, auf eine Krise mit Übergewicht zu reagieren, war Jahrhunderte lang so erfolgreich, dass sich diese Menschen auch besser vermehren konnten. Daraus folgt, dass viele der heutigen Menschen diese Eigenschaft in sich tragen.

Der Mechanismus funktioniert auch heute noch:

Auf Existenzängste reagieren viele Menschen instinktiv mit starkem Appetit auf kalorienreiche Nahrung, was zu Übergewicht führt.

Da macht es keinen Unterschied, dass Krisensituationen in den Industrieländern meistens keine Hungersnot zur Folge haben.

Abnehmhindernisse

Arme Menschen in den Industrieländern leben oft in einer permanenten Existenznot, weil sie häufig keine Hoffnung auf eine gut bezahlte Arbeit haben. Daher nimmt ihr Übergewicht in vielen Fällen immer mehr zu.

In den letzten Jahren entwickelt sich unsere Gesellschaft in die Richtung, dass die Mittelschicht immer kleiner wird. Viele ehemalige Angehörige der Mittelschicht werden arm - erheblich mehr als in die Oberschicht aufsteigen.

Das Problem des Übergewichtes durch Existenznot zieht also immer weitere Kreise.

Die Existenznöte kann man mit Schüsslersalzen zwar nicht aufheben, aber man kann die damit verbundenen Gefühle etwas lindern.

Außerdem kann es helfen zu wissen, dass Existenznöte zu vermehrten Kalorienhunger führen können. Wenn man dies weiß, kann man diesem Hunger eher widerstehen.

Folgende Schüssler-Salze kann man gegen die quälenden Gefühle bei Existenznöten anwenden:

- Nr. 2 Calcium Phosphoricum
- Nr. 5 Kalium Phosphoricum
- Nr. 7 Magnesium Phosphoricum

Wissenslücken

Viele Menschen nehmen aufgrund ihrer Wissenslücken zu. Diese Wissenslücken können sehr unterschiedlich aussehen.

Den meisten Menschen ist zwar wohlbekannt, dass zu reichliches Essen dick macht und dass ausgiebige Bewegung gegen Übergewicht gegensteuert.

Aber dennoch gibt es unzählige Irrtümer und auch weitverbreitetes schlichtes Nichtwissen.

Da fehlt es beispielsweise über Informationen über den Energiegehalt (Kalorien) verschiedener Nahrungsmittel. Oder die Wirkung von Sport wird überschätzt.

Dieses Nichtwissen kann dafür sorgen, dass die Energiebilanz unausgewogen ist und somit zu Übergewicht führt.

Über Wissenslücken zum Thema Ernährung finden Sie weitere Informationen auf Seite 103 (Ernährungsirrtümer und Wissenslücken).

Zwar kann man Wissenslücken nicht direkt mit Heilmitteln behandeln, aber man kann die Neugier und das Interesse stärken.

Folgende Schüssler-Salze kann man zur Stärkung der Neugier anwenden:

• Nr. 7 Magnesium Phosphoricum

Heißhunger

Heißhunger ist der Feind eines jeden Abnehmwilligen.

Sobald man sich entschlossen hat, nur noch wenig zu essen, überfällt er einen, meistens zu später Stunde, wenn man schon ganz schwach vom Tagesverzicht ist und hungrig einer schlank machenden Nacht entgegen sieht.

Der Appetit wird immer stärker, bis er unüberwindbar scheint und einen zwangsläufig zum Kühlschrank zieht.

Am Heißhunger ist schon so manches Abnehmvorhaben gescheitert.

Dabei kann man auch lernen, den Heißhunger in Schach zu halten. Man ist ihm nicht auf Gedeih und Verderb ausgeliefert.

Dazu sollte man zunächst einiges über die Ursachen des Heißhungers wissen.

Heißhunger kann einerseits eine Folge von zu starkem Verzicht sein.

Er ist dann ein Ausdruck echten Hungers und ein Gefühl von drohender Hungersnot.

Dieses scheinbar irrationale Gefühl ist doch in gewisser Weise berechtigt, denn der Abnehmwillige beabsichtigt ja, sich beim Essen so knapp zu halten, dass Fettreserven abgebaut werden. Das empfindet der Körper als Bedrohung, auf die der Hungersnot-gestählte menschliche Organismus sofort mit starken Reaktionen aufwartet.

Eine Folge der geringeren Nahrungszufuhr ist unter anderem der Heißhunger. Das Appetitzentrum ist stark angeregt, damit der Mensch sich auf die Suche nach möglichst viel kalorienreicher Nahrung macht.

Abnehmhindernisse

Im geschichtlichen Kontext ist dieser Heißhunger sehr nützlich, denn er bringt die Nahrungssuche in eine hohe Prioritätsstufe und verhindert dadurch das Verhungern des Menschen.

Beim Übergewichtigen in unserer Zeit ist dieser Heißhunger-Mechanismus fatal und völlig unnütz, denn es sind ja reichliche Nahrungsvorräte vorhanden.

Der Abnehmwillige hat sich aber entschlossen, weniger zu essen als er verbraucht, um seinen Fettpolstern zu Leibe zu rücken. Das ist jedoch ein Vorhaben, dass der Körper kaum verstehen kann, weil es im Laufe der Menschheitsgeschichte kaum je Probleme mit Übergewicht gab.

Eine weitere mögliche Ursache für Heißhunger-Attacken kann ein Mangel von bestimmten Nährstoffen wie Mineralsalze, Vitaminen oder Spurenelementen sein.

Wenn derartige, lebenswichtige Nährstoffe fehlen, reicht es nicht, eine ausreichend große Menge durchschnittlicher Nahrung zu essen.

Der Körper reagiert mit einem Heißhungergefühl, um möglichst viel von den fehlenden Stoffen doch noch zu bekommen.

Typisch für einen Heißhunger aufgrund von Mangelzuständen ist ein Heißhunger auf bestimmte Dinge. Diesen Heißhunger kann man nur abstellen, wenn man die fehlenden Nährstoffe zuführt.

Daher ist es wichtig, dass man bei unerklärlichen Heißhungerzuständen überprüft, welche Nährstoffe fehlen können und diese dann in größerer Menge aufnimmt

Bei Vitaminen wäre das eine vitaminreiche Ernährung mit Obst, Gemüse und Fisch und anderen vitaminreichen Nahrungsmitteln.

Beim Fehlen von Mineralsalzen kann es sehr hilfreich sein, die Aufnahme der fehlenden Mineralstoffe durch Schüssler-Salze zu unterstützen.

Um herauszufinden, welche Mineralsalze fehlen, kann man einerseits die eigene Ernährung überprüfen.

Andererseits kann man eine Antlitzanalyse durchführen. Bei der Antlitzanalyse erhält man einen Eindruck, welche Schüsslersalze in der aktuellen Situation am besten passen.

Übersäuerung

Folgende Schüssler-Salze eignen sich zur Behandlung von Heißhunger auf:

Süßigkeiten:

- Nr. 7 Magnesium Phosphoricum
- Nr. 9 Natrium Phosphoricum

Salziges:

- Nr. 8 Natrium Chloratum

Fettiges:

- Nr. 9 Natrium Phosphoricum

Übersäuerung

In der Naturheilkunde gibt es das Konzept der Übersäuerung des Gewebes.

Bei dieser Übersäuerung soll es aufgrund von Ernährungsfehlern und einer ungesunden Lebensweise zu Säureansammlungen im Gewebe des Körpers kommen.

Diese Art der Übersäuerung unterscheidet sich erheblich von der Blut-Übersäuerung, die in der Medizin bekannt ist. Die medizinische Übersäuerung entsteht bei schweren Erkrankungen und ist im Blut einfach nachweisbar.

Die naturheilkundliche Übersäuerung entzieht sich hingegen der einfachen medizinischen Nachweisbarkeit, weshalb sie schulmedizinisch nicht anerkannt ist.

Gewebes-Übersäuerung soll vor allem durch ungesunde Ernährung entstehen. Dazu gehören unter anderem:

- Süßigkeiten
- Weißmehlprodukte

Ob Fleisch zu Übersäuerung führen soll, wird nicht ganz einheitlich beurteilt. Die meisten Anhänger der Übersäuerungstheorie halten auch Fleisch für einen Übersäuerungs-Verursacher. Andere hingegen halten Fleisch eher für eine basisch wirkendes Gegenmittel. Diese Sichtweise ist teilweise mit der makrobiotischen Gesundheitslehre verknüpft.

Abnehmhindernisse

Auch saure Früchte werden von Übersäuerungs-Anhängern unterschiedlich beurteilt.

Einige halten saure Früchte wie Zitrusfrüchte, Johannisbeeren, Ananas und ähnliche für Verstärker der Übersäuerung, weil sie ja schließlich sauer sind.

Andere glauben, dass saure Früchte basisch (alkalisch) verstoffwechselt werden. Das heißt soviel wie, dass sie im Rahmen der Verdauung letztlich eine basische Wirkung auf den Körper haben.

Einig sind sich die Übersäuerungs-Anhänger, dass die Gewebs-Übersäuerung schädliche Wirkungen auf die Gesundheit hat.

Übersäuerung soll unter anderem folgende Krankheiten bewirken:

- Allergien
- Arteriosklerose
- Arthrose
- Bronchitis
- Depressionen
- Diabetes
- Hauterkrankungen
- Krebs
- Rheuma
- Übergewicht
- Verdauungsbeschwerden
- Verspannungen

Folgende Schüssler-Salze kann man gegen Gewebs-Übersäuerung anwenden:

- Nr. 9 Natrium Phosphoricum

Stoffwechsel-Schlacken

Bei der Verdauung und Verstoffwechselung der Nahrung entstehen im Körper die sogenannten Stoffwechselendprodukte, die teilweise giftig sind.

In der Naturheilkunde werden diese Stoffwechselendprodukte auch "Schlacken" genannt.

Ein gesunder Körper ist in der Lage, die Stoffwechselendprodukte in ungefährliche Substanzen umzuwandeln und auszuscheiden.

Die Umwandlung der Stoffe erfolgt vor allem in der Leber und die Ausscheidung über die Niere, den Darm, die Lunge und die Schweißdrüsen.

Wenn man sich ungesund ernährt, zu wenig an frischer Luft bewegt und möglicherweise einen Mineralsalzmangel hat, funktioniert die Umwandlung und Ausscheidung der Schlackenstoffe nicht mehr richtig.

Stoffwechselschlacken bleiben im Körper zurück und vergiften diesen von innen heraus. Man spricht dann auch von "Verschlackung".

Durch die innerliche Vergiftung wird der Stoffwechsel blockiert und der Abbau der Stoffwechselschlacken wird noch mehr gestört.

Unter dieser Stoffwechselblockade leidet nicht nur das gesamte Wohlbefinden, sondern es kann auch zu Übergewicht kommen.

Folgende Schüsslersalze kann man einnehmen, um die Stoffwechselblockaden zu lösen und Schlacken auszuscheiden:

- Nr. 6 Kalium Sulfuricum
- Nr. 8 Natrium Chloratum
- Nr. 9 Natrium Phosphoricum
- Nr. 10 Natrium Sulfuricum

Wassermangel

Das Getränke-Angebot ist hierzulande üppig, es besteht kein Mangel an trinkbaren Flüssigkeiten.

Dennoch leiden zahlreiche Menschen unter Flüssigkeitsmangel, weil sie Tag für Tag zu wenig trinken.

Außerdem werden oft nur zuckerhaltige Getränke getrunken und kaum reines Wasser.

Reines Wasser wird vom Körper jedoch bevorzugt benötigt, um den Stoffaustausch in den Zellen optimal zu ermöglichen.

Nur mit ausreichend Wasser können Nährstoffe gut zu den Zellen hin und Schadstoffe von ihnen weg transportiert werden. Außerdem brauchen die Körperzellen einen gewissen inneren Flüssigkeitsdruck, um richtig arbeiten zu können.

Abnehmhindernisse

Dauerhafter Wassermangel kann zahlreiche Erkrankungen mit verursachen.

Es kommt zu Bluthochdruck, Allergien, Asthma, Migräne, Verdauungsbeschwerden und auch zu Übergewicht.

Für einen gesunden Flüssigkeitshaushalt sollte man täglich zwei bis drei Liter Wasser trinken, bei Hitze und schweißtreibendem Sport noch erheblich mehr.

Ganz besonders wichtig ist die ausreichende Flüssigkeitsversorgung auch, wenn man Übergewicht abbauen will oder wenn man eine Schüsslersalz-Behandlung durchführt.

Denn nur mit ausreichend Wasser können die Stoffwechsel-Endprodukte zuverlässig ausgeschieden werden.

Folgende Schüsslersalze verbessern den Flüssigkeitshaushalt und fördern den Appetit auf Wasser:

- Nr. 8 Natrium Chloratum
- Nr. 9 Natrium Phosphoricum
- Nr. 10 Natrium Sulfuricum
- Nr. 11 Silicea

Rauchentwöhnung

Dass Zigarettenrauch schlank macht, gilt als Irrglaube, der häufig sogar in Form eines Skelettes gegen das Rauchen angewendet wird.

Doch an diesem vermeintlichen Irrglauben ist etwas Wahres dran, auch wenn Nichtraucher das nur ungern glauben wollen.

Regelmäßiges Rauchen erhöht den Stoffumsatz so, dass man etwa 300 Kilokalorien am Tag mehr verbraucht, als wenn man nicht rauchen würde.

Außerdem vermindert Nikotin den Appetit und befriedigt gewisse orale Bedürfnisse, sprich, man hat etwas im Mund und ist auch mit den Fingern beschäftigt.

Daher wundert es nicht, dass viele Menschen, die sich das Rauchen abgewöhnen, in der Folge kräftig zunehmen.

Rauchentwöhnung

Diese Zunahme ist also nicht nur die Folge einer Ersatzbefriedigung durch Essen, sondern auch eine Folge des gesteigerten Appetits und des heruntergeschraubten Stoffumsatzes.

Im Schnitt nehmen neue Nichtraucher etwa acht Kilo zu, wenn sie sich das Rauchen abgewöhnen.

Doch diese Gewichtszunahme ist kein Schicksal und man kann sie verhindern oder auch rückgängig machen, wenn man sich informiert und der Gewichtszunahme gegensteuert.

Hilfreich ist es daher, schon zu Beginn der Rauchentwöhnung auch auf die Ernährung zu achten und dass man lieber an einem Paprikastreifen knabbert als den Abgewöhnfrust mit Schokolade zu dämpfen.

Außerdem hilft es gegen Gelüste, sowohl in Rauchhinsicht als auch in Schleckerhinsicht, wenn man sich ausgiebig bewegt.

Mit regelmäßigem Bewegungstraining und einer ausgewogenen Ernährung kann man auch ohne Übergewicht zum Nichtraucher werden.

Das Aufhören des Rauchens ist nämlich trotz drohender Gewichtszunahme ein wichtiges, lohnendes Vorhaben, das die Gesundheit in so einem starken Maße verbessert, dass die drohende Gewichtszunahme in diesem Fall das kleinere Problem darstellt.

Folgende Schüsslersalze helfen beim Abgewöhnen:

- Nr. 7 Magnesium Phosphoricum

Krankheiten, die durch Übergewicht entstehen

Zahlreiche Krankheiten und Gesundheitsbeschwerden können als Folge von Übergewicht entstehen.

Dabei wirkt nicht gleich jedes überflüssige Kilo stark gesundheitsschädigend.

Erst bei stärkerem Übergewicht entsteht eine zunehmende Gesundheits-Gefährdung.

Bauchfett gefährlicher als Hüftfett

Bis vor wenigen Jahren wurde kaum zwischen verschiedenen Art von Fettpolstern unterschieden.

Krankheiten, die durch Übergewicht entstehen

Doch seit einer Weile hat sich herausgestellt, dass Fettansammlungen im Innern des Bauches besonders gesundheitsschädlich sind.

Das innere Bauchfett hat einen aktiven Stoffwechsel und verursacht dadurch beispielsweise verstärkt erhöhte Blutfettwerte mit all ihren Folgeproblemen wie Arteriosklerose, Bluthochdruck, Herzinfarkt oder Schlaganfall.

Inneres Bauchfett erkennt man daran, dass der Bauch aufgewölbt und prall gespannt ist. Das innere Bauchfett sitzt unter den Bauchmuskeln.

Die Gefährlichkeit des inneren Bauchfettes soll sogar so weit gehen, dass Normalgewicht mit Bäuchlein gefährlicher ist als Übergewicht mit Fett auf Hüften und Beinen.

In der Praxis werden aber die meisten Übergewichtigen auch inneres Bauchfett haben. Unterschiede bestehen jedoch in der Menge des inneren Bauchfettes.

Träger von Kugelbäuchen, oft auch "Bierbauch" genannt, haben meistens eine Menge inneres Bauchfett.

Erhöhte Blutfettwerte

Durch Übergewicht kann es zu erhöhten Blutfettwerten kommen.

Bei erhöhtem Blutfettwerten ist der Fettstoffwechsel gestört. Bestandteile von Fetten fließen in erhöhter Menge im Blutkreislauf. Bei diesen Bestandteilen unterscheidet man zwischen Cholesterin und Triglyceriden.

Erhöhte Blutfettwerte steigern die Gefahr von Arteriosklerose und Folgekrankheiten.

Folgende Schüsslersalze kann man gegen erhöhte Blutfettwerte einsetzen:

- Nr. 9 Natrium Phosphoricum

Arteriosklerose

Arteriosklerose ist eine Folge von Übergewicht und Bewegungsmangel. Bei Arteriosklerose sammeln sich Fettbestandteile, die mit dem Blut fließen, an den Wänden der Blutgefäße. Sie sammeln sich immer weiter an, bis sich die Blutgefäße verengen. Außerdem kommt es bei Arteriosklerose zu einem starr werden der Blutgefäße.

Diabetes

Die Folge von Arteriosklerose sind Durchblutungsstörungen im ganzen Körper.

Folgende Schüsslersalze kann man bei Arteriosklerose einsetzen:

- Nr. 1 Calcium Fluoratum
- Nr. 7 Magnesium Phosphoricum
- Nr. 9 Natrium Phosphoricum

Bluthochdruck

Bluthochdruck ist eine häufige Folge von Übergewicht.

Bei Bluthochdruck steigt der Blutdruck in ungesundem Maße an. Dies ist eine Folge von starren, verengten Blutgefäßen und einer fehlerhaften Blutdrucksteuerung.

Die Folgen von hohen Blutdruck können Kopfschmerzen, Herzinfarkt, Schlaganfall, Nierenschädigungen und anderes sein. Daher ist es wichtig, hohen Blutdruck rechtzeitig sorgfältig zu behandeln.

Folgende Schüsslersalze kann man bei Bluthochdruck anwenden:

- Nr. 3 Ferrum Phosphoricum
- Nr. 5 Kalium Phosphoricum
- Nr. 7 Magnesium Phosphoricum
- Nr. 8 Natrium Chloratum

Diabetes

Diabetes ist sowohl eine Folge als auch eine Ursache von Übergewicht.

Bei Diabetes ist der Zuckerstoffwechsel gestört, daher wird Diabetes auch häufig Zuckerkrankheit genannt.

Zur Steuerung des Zuckergehaltes im Blut wird das Hormon Insulin benötigt. Dieses Insulin wird von den Inselzellen der Bauchspeicheldrüse produziert. Bei Diabetes wird entweder nicht ausreichend viel Insulin produziert, oder der Körper kann das vorhandene Insulin nicht mehr ausreichend verwerten.

Durch Übergewicht kommt es hauptsächlich zur so genannten Altersdiabetes, die jedoch auch in jungen Jahren auftreten kann. Dabei reagieren die Zellen nicht mehr ausreichend stark auf das ausgeschüttete Insulin. Der Blutzuckerspiegel bleibt zu hoch.

Krankheiten, die durch Übergewicht entstehen

Ein zu hoher Blutzuckerspiegel kann die Blutgefäße verstopfen, so dass es zu zahlreichen Folgeerkrankungen durch Mangeldurchblutung kommt. Diese Folgeerkrankungen reichen von Missempfindungen bis hin zu Blindheit und Amputierten Füßen. Daher ist es wichtig, dass Diabetes möglichst verhindert wird. Falls die Krankheit schon ausgebrochen ist, sollte man sie unbedingt sorgfältig behandeln.

Folgende Schüsslersalze kann man zur ergänzenden Behandlung von Diabetes anwenden:

- Nr. 6 Kalium Sulfuricum
- Nr. 7 Magnesium Phosphoricum
- Nr. 9 Natrium Phosphoricum
- Nr. 10 Natrium Sulfuricum
- Nr. 11 Silicea

Arthrose

Arthrose ist eine Erkrankung der Gelenke. Ihr Fortschreiten wird durch Übergewicht sehr verstärkt.

Bei Arthrose verlieren die Gelenkknorpel an Elastizität. Durch die Reibung bei der Bewegung nutzen sich die Knorpel daher zunehmend ab. Es kommt zu Reibungen im Gelenk und daher auch zu Schwellungen und Schmerzen.

Durch Übergewicht wird das Gewicht, das auf die Gelenke einwirkt verstärkt. Daher beschleunigt sich der Zerstörungsprozess in den betroffenen Gelenken.

Arthrose ist aber nicht nur eine Folge von Übergewicht, sondern sie fördert auch die weitere Gewichtszunahme. Durch die Schmerzen bei der Bewegung vermeiden die meisten Betroffenen weitere Bewegung und nehmen deshalb immer weiter zu. Ein Teufelskreis entsteht.

Dabei kann maßvolle Bewegung das Fortschreiten der Arthrose sogar verlangsamen und die Gelenksbeschwerden erheblich lindern.

Bei Bewegung wird nämlich die so genannte Gelenksschmiere von den Gelenkskapseln abgesondert. Die Gelenke sind besser geschmiert und daher wird der Gelenkknorpel weniger belastet. Wichtig ist dabei dass die Bewegung regelmäßig erfolgt und die Gelenke nicht überlastet.

Geschwollene Füße

Folgende Schüsslersalze können gegen Arthrose sowohl innerlich als auch als Salbe verwendet werden:

- Nr. 6 Kalium Sulfuricum
- Nr. 8 Natrium Chloratum

Krampfadern

Übergewicht kann zur Krampfadern führen.

Wenn man anlagebedingt zu schwachem Bindegewebe neigt, neigt man auch zur Entstehung von Krampfadern.

Wenn dann auch noch Übergewicht hinzu kommt., lassen sich die Krampfadern kaum noch verhindern.

Bei Übergewicht fällt es dem Herzen schwer, das Blut in ausreichender Menge aus den Beinen abzutransportieren. Daher staut sich das Blut in den Beinen. Die oberflächlichen Venen weiten sich aus, um das vermehrte Blut fassen zu können. Sichtbare Krampfadern entstehen.

Um Krampfadern zu verhindern, oder um sie wieder los zu werden, sollte man bestehendes Übergewicht abbauen.

Außerdem ist regelmäßige Venengymnastik sehr sinnvoll, um die Venen und die Beinmuskeln zu stärken.

Folgende Schüsslersalze kann man zur Linderung von Krampfadern anwenden, sowohl innerlich als auch als Salbe:

- Nr. 1 Calcium Fluoratum
- Nr. 4 Kalium Chloratum
- Nr. 9 Natrium Phosphoricum
- Nr. 11 Silicea

Geschwollene Füße

Geschwollene Füße sind ein weiteres Problem, das mit Übergewicht einhergeht.

Auch hierbei ist der Auslöser, dass das Herz bei einem schweren übergewichtigen Körper nicht mehr alles Blut schnell genug aus den Beinen abtransportieren kann.

Ein Teil der Blutflüssigkeit sickert durch die Wände der Blutgefäße und sammelt sich im umgebenden Gewebe an.

Krankheiten, die durch Übergewicht entstehen

Erst sieht man diese Schwellung häufig an Knöcheln, bald auch an den Zehen. Wenn die Schwellung weiter fortschreitet, ist der ganze Fuß und manchmal auch der Unterschenkel betroffen.

Geschwollene Füße spannen und neigen zum Schmerzen. Gehen und Stehen fällt zunehmend schwer.

Gegen geschwollene Füße hilft Hochlegen der Beine, Abnehmen und regelmäßige Bewegung, die das Herz und die Beinmuskeln stärkt.

Folgende Schüsslersalze eignen sich zur Behandlung von geschwollenen Füssen sowohl innerlich als auch als Salbe:

- Nr. 8 Natrium Chloratum
- Nr. 10 Natrium Sulfuricum

Kurzatmigkeit

Kurzatmigkeit ist eine lästige Folge von Übergewicht.

Durch das hohe Körpergewicht schaffen es Herz und Lunge kaum, den gesamten, schweren Körper jederzeit mit ausreichend frischem Blut zu versorgen.

Wenn dann noch eine kleine Anstrengung hinzukommt, muss man sehr schnell atmen. Diese beschleunigte Atmung ist notwendig, um frischen Sauerstoff zu den Muskeln zu bringen.

Kurzatmigkeit kann schon auftreten, wenn man eine einfache Treppe ersteigen will. Bei sportlichen Betätigungen kann sie deren freudige Durchführung verhindern.

Auch bei der Kurzatmigkeit haben wir es wieder mit einem Phänomen zu tun, das die Bewegungsfreude einschränkt. Andererseits ist es aber gerade die Bewegung, die die Kurzatmigkeit wieder lindern kann.

Man sollte sich also bei Kurzatmigkeit zur Bewegung überwinden.

Schon nach relativ kurzer Zeit wird der Körper kräftiger und die Kurzatmigkeit verschwindet.

Folgende Schüsslersalze kann man gegen Kurzatmigkeit anwenden:

- Nr. 1 Calcium Fluoratum
- Nr. 5 Kalium Phosphoricum
- Nr. 11 Silicea

Probleme durch schnelles Abnehmen

Schnell abnehmen ist der Traum der meisten übergewichtigen. Doch zu schnelles abnehmen hat eine Menge Nachteile und potentielle Gefahren.

Jojo Effekt

Strenge Diäten haben meistens nur anfänglich einen Gewichtsverlust zur Folge. Nach kurzer Zeit gewöhnt sich der Körper an die geringe Nahrungszufuhr und schaltet in einer Art Energiesparprogramm. Er kommt dann mit weniger Nahrung aus und kann dann wieder sein Gewicht halten.

Dieses ist eine sehr wichtige Fähigkeit, um Hungersnöte zu überstehen. Doch heutzutage haben wir in den Industrieländern keine Hungersnot. Stattdessen haben wir ein Übergewichtsproblem. Die Energiesparfähigkeit des Körpers ist also nicht mehr nützlich sondern schädlich geworden.

Sobald man wieder normal isst, nimmt man in Windeseile wieder zu. Häufig wiegt man anschließend mehr als vor der Diät.

Bei der nächsten Diät verläuft es wieder genau so. Zuerst nimmt man ab und dann schnell wieder zu. Das Gewicht steigt und fällt wie bei einem Jojo.

Daher nennt man dieses Phänomen Jojo Effekt.

Um dem Jojoeffekt zu entkommen, muss man langsam abnehmen. Wenn man sich beim abnehmen Zeit lässt, schaltet der Körper nicht in den Energiesparmodus und kann das niedrige Gewicht halten.

Folgende Schüsslersalze helfen, den Jojo Effekt zu verhindern:

- Nr. 8 Natrium Chloratum
- Nr. 10 Natrium Sulfuricum

Schlaffe Haut

Schlaffe Haut kann eine Folge von zu schnellem Abnehmen sein.

Beim Abnehmen wird das Volumen des Unterhautfettgewebes weniger. Wenn dieser Vorgang zu schnell vonstatten geht, kann die Haut nicht schnell genug mit schrumpfen.

Es kommt zu schlaffer Haut, die wie Tüten um den Körper herumhängt.

Probleme durch schnelles Abnehmen

In Kleidern fällt diese schlaffe Haut zwar nicht auf, aber wenn man die Kleider ablegt, fühlt man sich kaum schöner als in der Zeit des Übergewichtes.

Daher kann schlaffe Haut ein quälendes, psychisches Problem werden.

Wenn man sich mit dem Abnehmen Zeit lässt, hat auch die haut genügend Zeit mit zu schrumpfen.

Haut und Körper werden straff und schlank, ganz wie man es sich gewünscht hat.

Folgende Schüsslersalze straffen die Haut, innerlich und äußerlich angewendet:

- Nr. 1 Calcium Fluoratum
- Nr. 2 Calcium Phosphoricum
- Nr. 7 Magnesium Phosphoricum
- Nr. 8 Natrium Chloratum
- Nr. 11 Silicea

Gallensteine

Auch wenn dies kaum bekannt ist, kann schnelles Abnehmen die Entstehung von Gallensteinen fördern.

Die Leber schüttet ständig Gallensaft in die Gallenblase aus. Dort wird der Gallensaft angedickt.

Sobald man eine größere Mahlzeit zu sich nimmt, wird der Gallensaft von der Gallenblase an den Darm abgegeben. Dort hilft er bei der Fettverdauung.

Wenn man jedoch im Rahmen einer strengen Diät oder gar beim Fasten keine großen Mahlzeit zu sich nimmt, wird auch kaum Gallensaft an den Darm abgegeben.

Der Gallensaft verweilt in der Gallenblase und wird immer weiter eingedickt.

Diese Eindickung schreitet soweit fort, bis Bestandteile aus dem Gallensaft ausgefällt werden und sich Kristalle bilden. Ein Gallenstein ist entstanden. Im Laufe der Zeit wachsen die Gallensteine immer weiter an.

Am Anfang sind Gallensteine meist beschwerdefrei. Doch irgendwann möchte die Gallenblase die wachsenden Gallensteine loswerden und versucht, sie durch den Gallengang in den Darm zu pressen. Dabei kann der Gallengang durch den Stein verstopft werden.

Es kommt zu einer überaus schmerzhaften Kolik.

Solche Kolik haben nicht selten einen Krankenhausaufenthalt mit anschließender Gallenblasen-Entfernung zur Folge.

Um Gallensteine und eine Gallenkolik zu vermeiden, ist es wichtig, nur langsam abzunehmen.

Folgende Schüsslersalze kann man gegen Gallensteine einsetzen:

- Nr. 1 Calcium Fluoratum
- Nr. 9 Natrium Phosphoricum
- Nr. 10 Natrium Sulfuricum
- Nr. 11 Silicea

Gicht

Auch wenn es verwundern mag, so können strenge Diäten Gichtanfälle auslösen.

Gicht entsteht, wenn bei entsprechender Veranlagung viel zellkernreiche Nahrung gegessen wird. Viele Zellkerne sind beispielsweise im Fleisch, vor allem in Innereien vorhanden.

Diese Zellkerne werden bei der Verdauung aufgespalten und unter anderem wird die Substanz Purin freigesetzt. Purine verwandeln sich im Körper zu Harnsäure.

Harnsäure ist ein Abfallstoff, der normalerweise mit dem Urin ausgeschieden. Daher hat die Harnsäure auch ihren Namen.

Wenn jedoch zu viel Harnsäure freigesetzt wird, kann die Niere die Harnsäure nicht mehr vollständig ausscheiden. Es kommt zu einem erhöhten Harnsäurespiegel im Blut.

Die Harnsäure sammelt sich in den Gelenken und fängt an, sie zu zerstören. Eine strenge Diät hat ähnliche Auswirkungen wie das Essen von Innereien.

Denn auch bei einer strengen Diät werden Purine freigesetzt. Dies ist der Fall, weil Zellen des eigenen Körpers abgebaut werden. Die erhöhte Harnsäurebildung kann daher als Folge einer strengen Diät Gichtanfälle auslösen.

Ernährungstipps

Daher ist es wichtig, dass man nur allmählich abnimmt.

Folgende Schüsslersalze kann man zur ergänzenden Behandlung bei Gicht anwenden:

- Nr. 4 Kalium Chloratum
- Nr. 8 Natrium Chloratum
- Nr. 11 Silicea
- Nr. 12 Calcium Sulfuricum

Ernährungstipps

Auch wenn die Schüsslersalze helfen können Abnehmhindernisse zu bewältigen, funktioniert das Abnehmen nur, wenn man auch auf seine Ernährung achtet.

Dabei kommt es jedoch nicht darauf an, so wenig wie irgend möglich zu essen, um in Windeseile abzunehmen.

Schnelles Abnehmen und strenge Diäten sind nämlich einerseits schlecht für die Gesundheit und führen andererseits langfristig zu immer mehr Übergewicht.

Allmähliche Ernährungsumstellung

Wenn man dauerhaft abnehmen will, muss man sich mit dem abnehmen Zeit lassen.

Dazu gehört vor allem, dass man keine strenge Diät einhält, sondern seine Ernährung schonend umstellt.

Viele Menschen graust es bei dem Gedanken an eine dauerhafte Ernährungsumstellung.

Denken sie doch an reines Körner und Grünzeug-Knabbern, ohne die geliebten Genüsse.

Doch solch eine radikale Umstellung ist grundverkehrt. Sie führt nur zu Frust, und hat keine gesteigerte Gesundheit zur Folge.

Eine Ernährungs-Umstellung erfolgt am besten schrittweise und bezieht die persönlichen Vorlieben mit ein. Nur so kann man die neue Ernährungsweise dauerhaft durchführen und sich dabei auch noch sehr wohl fühlen.

Im Rahmen einer Ernährungsumstellung isst man daher ganz allmählich immer mehr Gemüse und Obst und verzichtet nach und nach auf Nahrungsmittel, von denen man weiß, dass sie einem nicht gut tun.

Bei der Ernährung muss man auch jahreszeitliche Gegebenheiten berücksichtigen. Im Winter braucht man beispielsweise etwas mehr Fett als im Sommer. Wenn man versucht, sich im Winter genauso zu ernähren wie im Sommer, fühlt man sich meistens nicht wohl und leidet außerdem massiv unter Heißhungerattacken.

Das wichtigste bei der Ernährung ist, dass man sich wohl fühlt mit dem was man isst.

Wenn einem ein Nahrungsmittel nicht schmeckt, selbst nichts nach dem dritten Versuch, dann lässt man es am besten weg, auch wenn es noch so gesund sein soll.

Man sollte aber neun Nahrungsmitteln immer ein paar Versuche geben, um herauszufinden ob man sie mag oder nicht.

Experimentieren mit neun Nahrungsmitteln, vor allem neuen Gemüse und Obstsorten ist auf jeden Fall hilfreich, um eine schmackhafte Ernährungsumstellung durchzuführen.

Auch bei Fleisch gibt es ein paar Faustregeln die es ermöglichen, dass man bei großen Fleischgenuss, trotzdem abnehmen kann. Beflügelt ist im allgemeinen Fett ärmer als beispielsweise Schweinefleisch. Auch Fett aromatisch ist eine Delikatesse und sehr gut für die Gesundheit.

Satt sein ist wichtig

Wichtig ist auch immer, dass man ausreichend satt ist. Denn nur wenn man satt ist, kann man Heißhunger verhindern.

Für das Sattwerden ist es wichtig, dass man Nahrungsmittel herausfindet, die einerseits sättigen und andererseits nicht sehr viele Kalorien enthalten

Von diesem Nahrungsmitteln gibt es eine ganze Menge.

Besonders gut zum abnehmen geeignet ist die Kartoffel. Sie sättigt ausgiebig, enthält viel wertvolles Eiweiß und hat dennoch nicht viele Kalorien. Ganz zu Unrecht steht die Kartoffel im Ruf eines Dickmachers. Dabei macht sie nur dick wenn man sie zusammen mit viel Fett, beispielsweise als Pommes Frites isst, oder wenn man eine fette Sauce zu den Kartoffeln isst.

Ernährungstipps

Als Pellkartoffel, Salzkartoffel oder als Einlage in der Suppe ist die Kartoffel sehr gut geeignet, satt zu machen und das Abnehmen zu fördern.

Auch Linsen und Hülsenfrüchte machen nachhaltig satt und haben nicht sehr viele Kalorien.

Günstig für das Abnehmen sind generell Suppen, denn Suppen haben ein großes Volumen, das den Bauch füllt. Ein Großteil der Suppe besteht jedoch aus kalorienfreiem Wasser. Daher sind Suppen sehr gut zum Abnehmen geeignet. Man muss jedoch darauf achten dass man keine all zu fettreiche Creme-Suppe isst, sondern eher eine Suppe mit einem geringen Fettgehalt.

Günstig zum Abnehmen sind auch Sojaprodukte aller Art. Soja ist nicht nur enorm eiweißreich, sondern es ist im Vergleich zur Sättigung auch kalorienarm. Sojaprodukte wie Sojawürstchen, Tofu oder Sojamilch wirken daher sättigend, spenden reichlich Eiweiß und helfen so beim Abnehmen.

Gute Nahrungsmittel für die sättigende kalorienarme Küche sind auch viele Milchprodukte. Hier haben sich beispielsweise Joghurt, Quark und Buttermilch sehr bewährt.

In manchen Teilen der Welt wird generell sehr figurfreundlich gekocht. Daher kann man sich an der Küche dieser Länder orientieren, wenn man bei leckeren Essen abnehmen will. Besonders hervorzuheben ist hierbei die traditionelle Küche der Mittelmeerländer mit viel Gemüse, Fisch und Olivenöl. Auch die indische Küche ist sehr gut zum Abnehmen geeignet.

Frühstück als Basis

Ein Frühstück ist sehr wichtig, um eine Basis für den Tag zu legen. Doch sollte ein Frühstück nicht unnötig kalorienreich sein, sondern den Körper sättigen, ohne ihn zu stark mit der Verdauung zu belasten.

Besonders günstig zum Frühstück wäre eine leichte Suppe. Aber nur wenige Mitteleuropäer können sich für eine Frühstückssuppe erwärmen.

Sehr beliebt ist hingegen ein Müsli zum Frühstück. Die Figurfreundlichkeit eines Müslis hängt jedoch stark von der Zubereitung ab.

Schokostückchen, Nüsse, Crunch, Trockenfrüchte und andere zuckerhaltige Zutaten können ein Müsli zur wahren Kalorienbombe anschwellen lassen. Solch ein Müsli ist dann nicht mehr als schlank machende Mahlzeit geeignet. Daher sollte man seine Müsli mit einem hohen

Früchteanteil, viel reinen Haferflocken und nur wenig Trockenfrüchten genießen.

Dann wird ein Müsli zum Frühstück zur stärkenden Basis, die außerdem schlank macht.

Dickmacher reduzieren

Auf einige Nahrungsmittel verzichtet man am besten ganz oder doch zumindest weitgehend.

Diese starken Dickmacher sind fast jedem bekannt. Dazu gehören unter anderem:

- Schokolade
- Sahnetorten
- Fettes Salzgebäck wie Chips
- Fettes Fleisch
- Besonders fetter Käse

Wenn man auf einige oder alle dieser Kalorienbomben nicht verzichten mag, kann man versuchen, in wieweit man es schafft, nur ab und zu davon zu essen.

Hier und da ein paar vereinzelte Kalorienbomben schaden kaum, aber wenn man sie regelmäßig isst, können selbst kleine Mengen zu einem stetig anwachsenden Übergewicht führen.

Faustregel

Als Faustregel kann man sich beim Essen merken, dass Frischeprodukte sehr wichtig sind. Man sollte seinen Schwerpunkt also auf Frischeprodukte legen.

Ganz wichtig ist es, dass man sich mit seiner Ernährung wohl fühlt.

Ernährungsirrtümer und Wissenslücken

Über die Ernährung gibt es zahlreiche hartnäckige Irrtümer.

Häufig sind es auch Wissenslücken, die Abnehmerfolge verhindern.

Ernährungstipps

Diäten machen nicht schlank

Der verbreitetste Irrglaube ist wohl, dass Diäten schlank machen. Dabei ist das Gegenteil der Fall.

Bei einer strengen Diät nimmt man zwar zunächst ab, aber der Körper schaltet nach kurzer Zeit in einen Energiesparmodus und kommt mit erheblich weniger Nahrung aus, um sein Gewicht zu halten.

Sobald die Ernährung wieder normal ist, nimmt man umso schneller wieder zu. Dieser Effekt ist auch als Jojo-Effekt bekannt.

Regelmäßige Diäten führen so mit hoher Wahrscheinlichkeit zu immer weiter ansteigendem Übergewicht.

Statt häufiger Diäten ist es notwendig, die Ernährung so einzustellen, dass sie nicht zu Übergewicht führt.

Energiegehalt einzelner Nahrungsmittel

Vielen Menschen ist auch der Energiegehalt einzelner Nahrungsmittel nicht bewusst.

Zwar wissen die meisten, dass Schokolade und Sahnetorte dick machen, doch der Kaloriengehalt von beispielsweise Käse und Salami ist nur wenigen bekannt.

Käse gibt es in sehr unterschiedlichen Fettstufen, aber gerade die wohlschmeckenden triefen oft geradezu vor Fett. Entsprechend kalorienreich ist so eine Scheibe Käse. Das Gleiche gilt für Salami.

Hingegen sind andere leckere Brotbeläge, wie beispielsweise Hähnchenbrust-Scheiben relativ kalorienarm, selbst wenn man dies gar nicht durchschmeckt.

Zwar hat sich ständiges Kalorienzählen als kontraproduktive Foltermethode für Abnehmwillige herausgestellt. Aber es ist durchaus sinnvoll, wenn man weiß, welche Nahrungsmittel viele und welche weniger Kalorien enthalten.

Entsprechend kann man seine Ernährung einstellen und weiß wenigstens Bescheid, wenn man sündigt.

Ernährungsirrtümer und Wissenslücken

Getränke können dick machen

Viele Menschen wissen auch nicht, dass Getränke dick machen können. Sie halten Getränke für flüssig und konsumieren sie in großen Mengen, weil Trinken ja gesund sein soll.

Dabei unterscheiden sie kaum zwischen Mineralwasser und zuckerhaltigen Erfrischungsgetränken. Wenn man Limonade in großen Mengen in sich hineinschüttet, kann die Ernährung noch so dürftig sein, man nimmt nahezu unweigerlich zu.

Übrigens haben auch reine Fruchtsäfte einen relativ hohen, natürlichen Zuckergehalt. Sie sind zwar gesund und vitaminreich, sollten aber nur in kleinen Mengen getrunken werden, wenn man abnehmen will.

Light-Produkte machen nicht automatisch schlank

Ein weiterer sehr verbreiteter Irrglaube bezieht sich auf Light-Produkte.

Zwar suggeriert die Werbung, dass man mithilfe von Lightprodukten ohne Verzicht schlank werden kann.

Die Idee dahinter leuchtet sogar ein, denn wenn ein Nahrungsmittel weniger Kalorien enthält als ein vergleichbares Nahrungsmittel, müsste das kalorienarme doch eigentlich schlank machen.

Das funktioniert aber nur sehr bedingt, denn der Körper lässt sich nicht so einfach überlisten. Er merkt, wenn trotz cremigem Geschmack das Fett fehlt oder wenn hinter dem süßen Geschmack kein Zucker steckt.

Also sorgt der Körper in Windeseile für Heißhunger und drängt uns, die erwünschten Nährstoffe doch noch zu essen.

Das fördert die Neigung, dass man von Lightprodukten besonders viel in sich hineinschlingt.

Ernährungstipps

Ernährungsvorlieben und Schüsslersalze

Manche typischen Ernährungsvorlieben und Abneigungen können auf bestimmte Schüsslersalze hindeuten.

Wenn man diese Ernährungs-Besonderheiten erkennt, kann man leichter die passenden Schüsslersalze herausfinden.

Vorlieben für:	Schüsslersalz-Nummer:
Süßigkeiten	7,9,11
Schokolade	7
Salziges	8
Scharfe Speisen	2,8
Bittere Speisen	10
Geräuchertes	2
Fast Food	9
Reichlich Flüssigkeit	3
Warme Getränken	1
Süße Getränke	9
Kaffee	7
Alkohol	4,7,8
Abneigung gegen:	
Milch	3, 11
Fleisch	3
Heiße Getränke	6
Hunger / Heißhunger:	
Ständig Hunger	5
Ständig Heißhunger	7
Häufig Heißhunger	8
Schnelle Sättigung	8
Verbesserung durch:	
Essen	1, 12
Zuckerverzicht	9
Verschlechterung durch:	
Essen	3
Fette Nahrung	4, 9
Gewürzte Nahrung	4
Mehlhaltige Nahrung	10
Kaffee	2

Bewegungstipps

Bewegung ist ein wichtiger Faktor beim Abnehmen.

Zwar möchten manche Menschen gerne abnehmen und weiter einen Großteil des Tages auf dem Sofa verbringen, aber abnehmen ohne Bewegung fällt schwer.

Außerdem tut es der Gesundheit nicht gut, wenn man sich kaum bewegt.

Der Mensch ist nämlich zur Bewegung geschaffen. Schon in der Steinzeit mussten die Menschen nahezu den ganzen Tag auf den Beinen sein. Daher hat sich der Körper des Menschen so entwickelt, dass er für regelmäßige Bewegung optimiert ist.

Bewegung hilft in zweierlei Hinsicht beim Abnehmen.

Einerseits verbraucht man in Bewegung deutlich mehr Energie (Kalorien), als wenn man still sitzt.

Außerdem werden durch regelmäßige Bewegung die Muskeln gestärkt. Sie wachsen deutlich an. Muskel verbrauchen auch im Ruhezustand spürbar Energie.

So kann man als trainierter Mensch selbst dann vermehrt Kalorien verbrauchen, wenn man auf dem Sofa sitzt.

Sport steigert Lebensqualität

Zum Einen hilft Sport beim abnehmen, doch das ist noch längst nicht alles.

Regelmäßige Bewegung fördert das Wohlbefinden in mannigfaltiger Hinsicht.

Schon nach relativ kurzer Zeit mit regelmäßiger Bewegung wird der Körper spürbar leistungsfähiger.

Dadurch verändert sich auch der Bezug zum eigenen Körper. Man fühlt sich deutlich wohler in seiner Haut.

Bei ausdauernder Bewegung werden zudem Endorphine freigesetzt.

Endorphine sind Hormone, die glücklich machen.

So fördert der Körper durch eingebaute Glückshormone die regelmäßige, ausdauernde Bewegung.

Bewegungstipps

Wenn man sich erst einmal an den regelmäßigen Sport gewöhnt hat, will man gar nicht mehr auf ihn verzichten.

Als Folge von regelmäßiger Bewegung werden zahlreiche Gesundheitsbeschwerden spürbar weniger.

Dicke Füße schwellen ab, Arthrose lässt nach, die Kurzatmigkeit verschwindet, und so geschieht es mit weiteren Gesundheitsbeschwerden.

Kurzum: Man fühlt sich um Jahre verjüngt.

Sport soll Freude machen

Viele eingefleischte Sofasitzer denken mit Schaudern an regelmäßige sportliche Betätigung.

Daher wundert es nicht, dass viele davon, sich zwar zunächst zu sportlichen Aktivitäten zwingen, aber nach kurzer zeit aufgeben und lieber dick bleiben.

Dabei kann Sport sehr viel Freude bereiten.

Er sollte sogar Freude bereiten, denn nur dann führt man ihn regelmäßig aus.

Wenn man es richtig anpackt, dann findet man mindestens eine Sportart, die viel Spaß macht. So bleibt man regelmäßig bei der Sache und ein dauerhafter abnehmerfolg kann sich einstellen. Ganz davon abgesehen, dass die Lebensqualität erheblich gesteigert wird.

Damit Sport Freude bereitet, muss man die richtige Sportart für sich herausfinden.

Dazu ist es hilfreich, wenn man verschiedene Sportarten kennenlernt.

Viele Sportarten kann man einfach mal probeweise ausprobieren. Beispielsweise braucht man für eine kleine Wanderung zwar festes Schuhwerk aber beileibe keinen speziellen Wanderschuhe.

Das Gleiche gilt im Prinzip auch für Walking.

Zum Schwimmen braucht man zwar einen Badeanzug, aber in den meisten Schwimmbädern kann man Badeanzüge sogar ausleihen. Auch Fahrräder kann man ausleihen, wenn man keines besitzt. Ebenso gibt es Langlauf-Skier zum Mieten.

In Fitnessstudios werden meistens Schnupperkurse angeboten.

So kann man bei den meisten Sportarten zunächst einmal herausfinden, ob diese Art der Bewegung einem generell zusagt.

Dabei sollte man jedoch berücksichtigen, dass man am Anfang bei einer neuen Sport immer ungeübt und untrainiert ist.

Was einem anfänglich sehr anstrengend scheint, kann schon nach wenigen Wochen zu einem Kinderspiel werden.

Bei seinen Überlegungen zu einer geeigneten Sportart sollte man den Trainingseffekt daher immer mit einkalkulieren.

Wichtig ist auch, herauszufinden, ob man gerne alleine Sport treibt, oder ob man mehr Freude an Sport in der Gruppe hat.

Bei Gruppensport gibt es auch noch die Unterscheidungen zwischen Einzelsport, der mit anderen zusammen ausgeführt wird, wie gemeinsames Walken oder echten Mannschaftssportarten.

Am besten findet man mehrere Sportarten, an denen man Freude hat, damit man auch beim Sport etwas Abwechslung genießen kann.

Ausdauer-Sportarten bevorzugt

Im Prinzip ist jeder Sport besser als kein Sport, wenn es um Abnehmen und Gesundheit geht.

Doch besonders schlankheitsfördernd sind die Ausdauersportarten.

Bei Ausdauersport ist die Fettverbrennung besonders effektiv und man kann diese Sportarten für einen längeren Zeitraum ausüben.

Zu den Ausdauersportarten gehören vor allem:

- Walken
- Wandern
- Jogging
- Radfahren
- Schwimmen
- Ski-Langlauf
- Tanzen

Bei Ausdauersportarten kommt man langsam ins Schwitzen und mit einem gewissen Training kann man sie gut eine halbe Stunde bis hin zu vielen Stunden am Stück ausüben.

Bewegungstipps

Besonders günstig sind hier Wanderungen und Radtouren, die zu interessanten Zielen führen. Häufig merkt man dabei kaum, wie die Stunden vergehen und die Kalorien verbrannt werden.

Sehr wichtig sind jedoch auch die regelmäßigen kürzeren Sporteinheiten.

Es reicht nämlich nicht, wenn man hin und wieder ausgiebig Sport treibt, sondern man sollte mehrmals in der Woche mindestens eine halbe Stunde trainieren.

Für den Sport bei schlechtem Wetter hat es sich bewährt, einen Heimtrainer oder ein Laufband so ins Wohnzimmer zu stellen, dass man beim Training fernsehen kann. Auf diese Weise kommt keine Langeweile auf und die Zeit vergeht wie im Fluge.

Mit einem interessanten Begleitprogramm macht Heimtraining richtig Spaß. Ohne solche Unterhaltung finden viele Menschen Heimtraining öde und stumpfsinnig, sodass ihr Heimtrainer in der Ecke verstaubt.

Gegen Stauhitze beim Heimtraining hilft übrigens ein Ventilator, der den Fahrtwind simuliert.

Generell ist es wichtig, dass man sich sein Sporttraining zum Vergnügen macht, denn dann trainiert man auch häufig.

Schwitzen ohne Überforderung

Wer kennt ihn nicht, den Ausspruch "Sport ist Mord"?

Wenn man sich Leistungssportler anschaut, stellt man fest, dass diese ständig unter Verletzungen leiden. Dadurch wird die Vorstellung vom ungesunden Sport immer wieder bestätigt.

Solch eine Bestätigung erfolgt auch, wenn man nach jahrelangem Sofasitzen sofort eine anstrengende, lange Bergwanderung in Angriff nimmt.

Niemand wird sich wundern, wenn nach einer solchen Wanderung nicht nur die Füße und Knie schmerzen, sondern auch zahlreiche Muskeln, von denen man nicht einmal wusste, dass man sie hat.

Maßvoller Sport ist jedoch sehr gesundheitsfördernd.

Wichtig ist es, dass man seine Leistung ganz allmählich steigert. Man sollte sich auf keinen Fall überanstrengen.

Schwitzen ohne Überforderung

Wichtig ist zwar, dass man so intensiv Sport betreibt, um ins Schwitzen zu kommen, außerdem sollte der Herzschlag beim Training deutlich beschleunigt werden.

Doch wenn man untrainiert ist, sollte man zunächst alle übermäßigen Leistungsvorstellungen in den Wind schlagen.

Lieber kurz als gar nicht trainieren

Einige Sportfans behaupten, dass ein Abnehmeffekt frühestens nach zwanzig Minuten eintritt. Doch das stimmt so nicht. Jede Minute Sport hat eine günstige Wirkung auf die Gesundheit und den Energieverbrauch.

Es stimmt zwar, dass ein längeres Training effektiver ist als nur wenige Minuten, aber so lange man völlig ungeübt ist, kann es nur schaden, wenn man sich überanstrengt.

Nach relativ kurzer Zeit wird es einem sowieso keine Mühe mehr bereiten, zwanzig Minuten, dreißig Minuten oder gar stundenlang in Bewegung zu bleiben.

Kurze Bewegungseinheiten sind also nur am Anfang ein Problem.

Auch kann es sein, dass man sich in seinem Arbeitsalltag häufig nur für wenige Minuten Zeit nehmen kann, um sich zu bewegen.

In diesem Fall ist es immer noch besser, sich kurzzeitig zu bewegen, als den Sport gänzlich bleiben zu lassen, nur weil man nicht lange genug Zeit hat.

Ruhetag ist wichtig

Damit sich der Körper vom regelmäßigen Training wieder erholen kann, sollte man pro Woche mindestens einen Ruhetag einlegen.

Bei täglichem Training ohne jeden Ruhetag ist man nach einer Weile übertrainiert und wird immer weniger leistungsfähig. Der gesundheitsfördernde Effekt vom Sport geht dadurch weitgehend verloren.

Daher ist ein wöchentlicher Ruhetag sehr wichtig.

Drei bis fünf Mal pro Woche

Am besten ist es, wenn man drei bis fünf Mal pro Woche Sport treibt.

Dabei sollte man sich jedes Mal etwa eine halbe Stunde bis eineinhalb Stunden bewegen.

Bewegungstipps

Hin und wieder eine längere Bewegungseinheit, wie beispielsweise eine Ganztags-Radtour können das Sportprogramm sehr schön abrunden.

Schlank durch Alltagsbewegungen

Es muss nicht immer "richtiger" Sport sein, der zum Schlankwerden verhilft.

Eine wichtige Rolle spielen auch Bewegungen des Alltags, wie Treppensteigen, Einkaufen, Putzen und dergleichen.

Das Schöne an diesen Alltagsbewegungen ist vor allem, dass man sie ganz einfach in das Leben integrieren kann, ohne ein spezielles Sportprogramm zu brauchen.

Am besten gewöhnt man sich daran,

- die Treppe statt den Aufzug zu benutzen,
- zum Briefkasten zu Fuß zu gehen
- mit dem Fahrrad einzukaufen
- das Putzen auch als Schlankmacher zu verstehen.

Gartenarbeit als Schlankmacher

Ein besonders ergiebiger Schlankmacher ist auch die Gartenarbeit.

Bei Gartenarbeit verbraucht man nicht nur Kalorien, sondern auch die Muskeln werden stark trainiert.

Vor allem der Rücken wird durch Gartenarbeit gestählt. Doch sollte man es am Anfang nicht übertreiben, sondern auf eine allmähliche Rückenstärkung setzen.

Das Schönste beim Abnehmen durch Gartenarbeit ist, dass man sich dadurch auch über leckeres Gartengemüse oder schöne Blumen freuen kann.

Antlitzanalyse

Bei der Antlitzanalyse werden die Schüssler-Salze von den Behandlern aufgrund von bestimmten Kennzeichen im Gesicht empfohlen.

Die Antlitzanalyse basiert auf der Idee, dass bestimmte Anzeichen im Gesicht ausprägen, wenn Mineralsalze fehlen.

Bei diesen Anzeichen kann es sich beispielsweise um die Färbung des Gesichtes oder den Zustand und die Spannkraft der Haut handeln.

Kurt Hickethier als Entwickler der Antlitzanalyse

Dr. Schüssler entdeckte die Antlitzanalyse.

Von einem seiner Anhänger Kurt Hickethier wurde sie weiterentwickelt. Kurt Hickethier leitete ein Sanatorium in Ellrich am Harz.

Er schrieb ein Buch über die Antlitzanalyse, das heute noch das Standardwerk zur Antlitzanalyse ist.

Sonnerschau - Antlitzdiagnose - Antlitzanalyse

Kurt Hickethier nannte die Antlitzanalyse auch "Sonnerschau" oder "Antlitzdiagnose". Hickethier hielt nämlich die "Antlitz-Diagnostik" für die tiefschürfenste Art der Krankheitserkennung.

Dies widersprach schon damals der vorherrschenden Lehrmeinung und passt auch nicht zu den heutigen Vorstellung einer Diagnose, denn "Diagnose" wird im modernen Sprachgebrauch verwendet, um eine bestimmte Krankheit zu erkennen und zu benennen.

Um Konflikte mit dem üblichen Sprachgebrauch des Wortes "Diagnose" zu vermeiden, spricht man heutzutage meistens von "Antlitzanalyse" wenn von der biochemischen Mineralsalz-Mangel-Erkennung im Gesicht die Rede ist.

Antlitzanalyse für das Abnehmen

Die Analyse des Antlitzes spielt eine sehr wichtigste Rolle bei der Identifizierung der passenden Mineralsalze.

Antlitzanalyse

Auch wenn man mithilfe von Schüsslersalzen abnehmen will, kann man eine Antlitzanalyse durchführen, um die individuell besonders passenden Schüsslersalze heraus zu finden.

Dazu stellt man sich am besten vor einen Spiegel und betrachtet Gesicht und Haare ausgiebig. Die Suche gilt den speziellen Kennzeichen, die von der Antlitzanalyse den einzelnen Mineralsalzen zugeordnet werden.

Nachfolgend die wichtigsten Kennzeichen im Gesicht zu den jeweiligen Mineralsalzen.

Antlitzanalyse für die 12 Funktionsmittel

Nr. 1.	Calcium Fluoratum	• Viereckige Falten um die Augen • Gefächerte Falten unterhalb der Augen • Braun-schwarze Einfärbung um die Augen • Geplatzte Adern • Schuppen im Gesicht • Rissige Lippen, Mundwinkel, Hände, Finger • Parodontose • Glänzende Haut
Nr. 2.	Calcium Phosphoricum	• Wächserne Haut • Käsige Gesichtsfarbe • Weiß belegte Zunge • Übelriechender Atem • Weiße Nase und Ohrmuscheln • Verschwitzte Haare • Raue Stimme
Nr. 3.	Ferrum Phosphoricum	• Gerötete Stirn, Wangen • Rote, heiße Ohren • Rotes Kinn • Rote Zunge • Blau-schwarzer Schatten an der Nasenwurzel und unter den Augen(Ferrumschatten) • Grau-schwarze Färbung um die Nase • Blasses Zahnfleisch

Antlitzanalyse für das Abnehmen

Nr. 4.	Kalium Chloratum	• Milchige Haut • Blau-weiße Hautfarbe • Käsige Haut • Fadenziehender Speichel • Geschwollene Lymphknoten • Weiß belegte Zunge • Mehlige Hautschuppen • Verklebte Augen
Nr. 5.	Kalium Phosphoricum	• Aschgraue Haut, vor allem am Kinn • Graue Augenpartie • Eingefallene Schläfen • Abwesender Gesichtsausdruck • Braun belegte, trockene Zunge • Parodontose • Zahnfleischbluten • Mundgeruch
Nr. 6.	Kalium Sulfuricum	• Braun-gelbe Haut • Dunkle Augenlider • Gelblich um den Mund • Sommersprossen • Schuppen auf klebriger Basis • Klebende Kopfschuppen • Gelb und schleimig belegte Zunge
Nr. 7.	Magnesium Phosphoricum	• Rote, runde Flecken auf den Wangen (immer oder zeitweilig) • Rote Flecken am Hals • Ansonsten blasse Haut • Zuckungen der Mundwinkel • Zucken der Augenlider
Nr. 8.	Natrium Chloratum	• Feuchter Glanz auf dem Oberlid, ähnlich wie Schneckenschleim (Gelatine-Glanz) • Helle Augenlider • Große Hautporen • Aufgeschwemmtes Gesicht

Antlitzanalyse

		• Geschwollene, schwammige Wangen • Kopfschuppen • Weiße Absonderungen der Augen • Klarer Zungenbelag • Speichelbläschen am Rand der Zunge • Hautausschlag an der oberen Stirn • Juckreiz • Trockene Haut
Nr. 9.	Natrium Phosphoricum	• Fettiger, stumpfer Glanz auf der Stirn • Fettige Nase • Große Hautporen • Mitesser • Pickel • Blasse Schleimhäute • Hängende Wangen • Doppelkinn • Zunge hinten gelblich
Nr. 10.	Natrium Sulfuricum	• Grün-gelbe Gesichtsfarbe, vor allem Stirn und Schläfen • Bläuliche Röte an der Nase • Bläuliche Röte vor den Ohren • Rötungen am äußeren Augenwinkel • Zunge wirkt schmutzig und grünlich
Nr. 11.	Silicea	• Glänzende Haut, wie lackiert (Glasurglanz) • Wächsern gelbe oder blasse Hautfarbe • Tiefliegende Augen • Schlupflider • Lachfalten • Krähenfüße • Zuckungen der Augenlider • Kleinporige Haut • Senkrechte Falten vor den Ohren • Geheimratsecken • Trockene Nase

Antlitzanalyse für das Abnehmen

Nr. 12.	Calcium Sulfuricum	• Weiße, alabasterartige Hautfärbung (wie Gips) • Wenig Zeichen im Gesicht zu erkennen • Eventuell Altersflecken

Antlitzanalyse für die Ergänzungsmittel

Nr. 13.	Kalium arsenicosum	• Kratzer im Gesicht, Händen oder Armen • Schuppen • Schuppige Ekzeme • Schmale Wangen • Eventuell vorstehende Augen
Nr. 14.	Kalium bromatum	• Hervorstehende Augen • Pickel • Unruhiger Blick • Müde Augen
Nr. 15.	Kalium jodatum	• Kropf • Hervorstehende Augen • Schweiß auf der Stirn • Gerötete Augen • Ständiges Räuspern
Nr. 16.	Lithium chloratum	• Blinzeln • Gerötete Augen • Müder Blick • Eventuell geschwollene Augen • Eventuell Ekzeme
Nr. 17.	Manganum sulfuricum	• Schuppiger Ausschlag • Blässe • Müder Gesichtsausdruck

Antlitzanalyse

		• Eventuell gelbliche Gesichtsfarbe
Nr. 18.	Calcium sulfuratum	• Müder Blick • Milchschorf bei Säuglingen
Nr. 19.	Cuprum arsenicosum	• Blasse Haut • Bläuliche Haut • Verschwitzt • Häufiges Schlucken durch Speichelfluss
Nr. 20.	Kalium aluminium sulfuricum	• Trockene Haut • Krusten an der Nase • Eventuell Kratzspuren
Nr. 21.	Zincum chloratum	• Pickel • Lippenbläschen
Nr. 22.	Calcium carbonicum	• Aufgedunsenes Gesicht • Große Hautporen • Volles Haar • Eventuell Hautentzündungen
Nr. 23.	Natrium bicarbonicum	
Nr. 24.	Arsenum jodatum	• Pickel • Schmale Wangen • Gerötete Augen • Eventuell Ausschläge • Eventuell Kratzspuren

Schüssler-Abnehmkur

Je nach persönlicher Stoffwechsel-Situation können unterschiedliche Salze hilfreich sein.

Es gibt jedoch einige Salze, die die meisten Abnehmwilligen bei ihrem Vorhaben unterstützen können. Diese Salze haben wir für diese Kur ausgewählt.

Wenn man diese Salze im Rahmen einer Schüssler-Kur einnimmt und sie mit einer kalorienbewussten Ernährung und Bewegung kombiniert, steht dem Abnehmerfolg nichts mehr im Wege.

Schüssler-Salze für die Abnehm-Kur

Folgende Schüssler-Salze bilden die Basis Ihrer Abnehm-Kur:

- Nr. 4. Kalium Chloratum D6
- Nr. 9. Natrium Phosphoricum D6
- Nr. 10. Natrium Sulfuricum D6

Diese Schüssler-Salze haben folgende Wirkungen, die sie für die Abnehm-Kur geeignet machen:

- **Nr. 4. Kalium Chloratum**
  - Baut Übergewicht ab.
  - Lindert Heißhunger.
  - Hilft Giftstoffe abzubauen.
  - Leitet Abfallstoffe aus.
  - Stärkt den Kreislauf.
  - Hilft gegen Schlappheit.
- **Nr. 9. Natrium Phosphoricum**
  - Baut Übergewicht ab.
  - Lindert Heißhunger nach Süßigkeiten.
  - Lindert Heißhunger nach fetter Nahrung.
  - Hilft Übersäuerung abzubauen.
  - Hilft erhöhte Blutfettwerte abzubauen.
  - Wirkt gegen Arteriosklerose.
  - Hilft gegen Cellulite.
  - Stärkt den Durst auf Wasser.
  - Stärkt die Lust auf Bewegung.
- **Nr. 10. Natrium Sulfuricum**

Schüssler-Abnehmkur

- o Baut Übergewicht ab.
- o Lindert Heißhunger.
- o Fördert den Fettstoffwechsel.
- o Belebt die Stoffwechselaktivität.
- o Hilft Giftstoffe abzubauen.
- o Stärkt den Kreislauf.
- o Hilft gegen Cellulite.
- o Hilft gegen Aufgeschwemmtheit.
- o Stärkt die Verdauung.
- o Stärkt den Durst auf Wasser

Schüssler-Salbe

Hinzu kommt folgende Schüssler-Salbe:

- Nr. 1. Calcium Fluoratum

Die Salbe Nr. 1. stärkt Haut und Bindegewebe.

Dadurch hat die Haut genügend Spannkraft, um sich dem schlanker werdenden Körper anzupassen.

Calcium Fluoratum hilft gegen schlaffes Gewebe, Falten und Gewebsverhärtungen.

Wenn man unter ausgeprägt schwachem Bindegewebe leidet, kann man anstelle oder zusätzlich zur Salbe Nr. 1 auch die Salbe Nr. 11 Silicea verwenden

Anwendung der ausgewählten Schüssler-Salze

Start mit Schüssler-Heißgetränk

Damit Sie und Ihr Körper deutlich spüren, dass Sie in den nächsten Wochen in den Genuss einer Schüssler-Kur kommen werden, beginnen Sie die Kur mit einer Intensiv-Anwendung.

Dazu bereiten Sie sich ein Heißgetränk analog der Heißen 7.

Das geht folgendermaßen:

- Nehmen Sie sich für den Start in die Abnehm-Kur mindestens eine Viertelstunde Zeit, in der Sie entspannen können.
- Sie brauchen von jedem der Kursalze: 3 Tabletten

120

Anwendung der ausgewählten Schüssler-Salze

- Geben Sie die Schüssler-Salze in eine Tasse.
- Gießen Sie dazu heißes Wasser, bis die Tasse voll ist.
- Warten Sie wenige Minuten, bis sich die Tabletten aufgelöst haben. **Achtung!** Keinen Metalllöffel zum Umrühren verwenden.
- Trinken Sie das Schüssler-Heißgetränk in kleinen Schlucken.
- Diese Heißanwendung ermöglicht Ihren Körper gleich zu Anfang der Kur einen kräftigen Schwung der potenzierten Mineralsalze aufzunehmen.

Je nach Ihren persönlichen Vorlieben können Sie das Heißgetränk am Tag vor dem eigentlichen Kurbeginn einnehmen oder Sie starten morgens am ersten Kurtag mit dem Heißgetränk und nehmen an diesem Tag außerdem die Tabletten des intensiven ersten Kurtags ein.

3 Tage Intensiv-Einstieg

Die ersten drei Tage der Kur dienen einem intensiven Einstieg, damit Sie möglichst von Anfang an die fördernde Wirkung der Abnehm-Kur genießen können.

Nehmen Sie in den ersten 3 Tagen **6 mal täglich**:

- **Von jedem der Kursalze: 1 Tablette**

Lassen Sie die Tabletten langsam im Munde zergehen.

Wenn einem 6 Einnahmen pro Tag zu häufig sind, kann man auch 3 mal täglich je 2 Tabletten von jedem Salz einnehmen, also jedes Mal 6 Tabletten.

Wichtig! Trinken Sie nach der Einnahme am besten ein Glas frisches Wasser, damit der Körper genügend Wasser hat, um eventuelle Giftstoffe ausscheiden zu können.

Gesamt-Kurdauer 3 - 6 Wochen

Reduzieren Sie die Einnahme nach den 3 Tagen auf **3 mal täglich**.

Denken Sie jedes Mal daran, ein Glas Wasser zu trinken, nachdem Sie die Schüssler-Salze eingenommen haben.

Setzen Sie die Kur bis zu einer Gesamt-Kurdauer von 3 bis 6 Wochen fort.

Bei einer Gesamt-Kurdauer von 3 Wochen verbrauchen Sie je Salz-Sorte knapp ein Fläschchen mit 80 Tabletten.

Schüssler-Abnehmkur

Salben-Anwendung

Die Schüssler-Salbe unterstützt die Wirkung der Abnehm-Kur über die Haut.

Verwenden Sie folgende Salbe:

* Nr. 1. Calcium Fluoratum

Wenden Sie die Salbe am besten abends vor dem Schlafen und morgens nach dem Aufstehen folgendermaßen an:

* Reiben Sie Ihre Problemzonen mit der Creme ein.
* Massieren Sie die Problemzonen so lange, bis die Creme eingezogen ist.

Nach der Kur ist vor der Kur

Schüsslersalze kann man über einen längeren Zeitraum und sogar dauerhaft einnehmen.

Dennoch kann es sinnvoll sein, nach einer drei bis sechs-wöchigen Schüssler-Abnehmkur eine kleine Pause ein zu legen.

Nach einer Kur bietet sich eine günstige Gelegenheit, die Kur und ihren Erfolg zu analysieren.

Dabei geht es natürlich einerseits darum, ob und wie viel Sie abgenommen haben.

Andererseits geht es aber auch um Ihr Wohlbefinden bei der Kur und wie es mit Ihrer allgemeinen Gesundheit steht.

Jetzt ist auch ein sinnvoller Moment, um Ihre Ernährungsweise während der Kur zu hinterfragen.

Hat es Ihnen geschmeckt und hat es Ihnen gut getan, was und wie Sie gegessen haben?

Das Gleiche gilt auch für Ihr Bewegungsprogramm.

Legen Sie eine Kurpause ein, die so lange dauern sollte, wie Sie möchten.

Dann suchen Sie sich auf Wunsch neue Kur-Salze heraus und optimieren Sie Ernährung und Bewegungsprogramm für die nächste Kur-Runde.

Jahreszeiten-Kuren

Je nach Jahreszeit gestaltet sich das Abnehmen unterschiedlich.

Wo im Frühling die ganze Natur das Abnehmvorhaben unterstützt und in der Sommerhitze der Appetit ganz natürlich schwindet, drängt der Herbst mit vermehrtem Fetthunger zum Aufbau eines inneren Wintervorrats. Der Winter ist durch die kulinarischen Weihnachtsexzesse und die Winterkälte besonders schwierig für Abnehmwillige.

Daher liegt es nahe, dass man eine Abnehmkur je nach Jahreszeit etwas unterschiedlich gestaltet.

Im Folgenden finden Sie Kurvorschläge für jede Jahreszeit.

Je eines der Kursalze wird speziell für die jeweilige Jahreszeit ausgewählt. Die anderen konzentrieren sich, wie beim allgemeinen Kurvorschlag, auf das Thema Übergewicht.

Abnehmkur im Frühling

Der Frühling ist wie geschaffen zum Abnehmen.

In der Natur sprießen jede Menge Kräuter und junge Pflanzen, die beim Entgiften helfen können.

Die Sonne lockt nach draußen und der Körper sehnt sich nach neuer Leichtigkeit. Man will die Schwere des Winters hinter sich lassen.

So fällt es leicht, sich zu Sport zu motivieren. Auch eine leichte Ernährung passt zu den beschwingten Frühlingsgefühlen.

Mit vitaminreicher Kost und einem guten Nachtschlaf kann man auch die Frühjahrsmüdigkeit gut bewältigen, sodass einem aktiven und schlank machenden Frühling kaum noch etwas im Wege steht.

Im Frühjahr kommt das Salz Nr. 8 Natrium Chloratum zur Kur hinzu.

Es hilft besonders gut beim Ausleiten von Giften, die sich im Körper festgesetzt haben.

Folgende Schüssler-Salze bilden die Basis der Frühlings-Abnehmkur:

- Nr. 8 Natrium Chloratum D6
- Nr. 9. Natrium Phosphoricum D6
- Nr. 10. Natrium Sulfuricum D6

Jahreszeiten-Kuren

Diese Schüssler-Salze haben folgende Wirkungen, die sie für die Abnehm-Kur im Frühjahr geeignet machen:

- **Nr. 8. Natrium Chloratum**
  - Wirkt entgiftend
  - Wirkt blutbildend
  - Schwemmt aus
  - Hilft bei der Ausleitung
  - Unterstützt den Wasserhaushalt
- **Nr. 9. Natrium Phosphoricum**
  - Baut Übergewicht ab.
  - Stärkt den Stoffwechsel
  - Wirkt belebend
  - Lindert Heißhunger nach Süßigkeiten.
  - Lindert Heißhunger nach fetter Nahrung.
  - Hilft Übersäuerung abzubauen.
  - Wirkt entgiftend
  - Hilft erhöhte Blutfettwerte abzubauen.
  - Wirkt gegen Arteriosklerose.
  - Hilft gegen Cellulite.
  - Stärkt den Durst auf Wasser.
  - Stärkt die Lust auf Bewegung.
- **Nr. 10. Natrium Sulfuricum**
  - Baut Übergewicht ab.
  - Lindert Heißhunger.
  - Fördert den Fettstoffwechsel.
  - Belebt die Stoffwechselaktivität.
  - Hilft Giftstoffe abzubauen.
  - Stärkt den Kreislauf.
  - Hilft gegen Cellulite.
  - Hilft gegen Aufgeschwemmtheit.
  - Stärkt die Verdauung.
  - Stärkt den Durst auf Wasser

Zum Einreiben können Sie folgende Schüssler-Salbe verwenden:

- Salbe Nr. 1 Calcium Fluoratum

Diese Salbe ist sehr gut geeignet, um die Haut fit für den Frühling zu
machen, weil sie:

- die Haut strafft
- Verhärtungen des Gewebes aufweicht
- Hautrisse und Schrunden abheilt
- gegen Hornhaut wirkt
- die Bänder stärkt

Die Durchführung der Kur entspricht der Beschreibung ab Seite 120 (Anwendung der ausgewählten Schüssler-Salze) mit Heißgetränk, Intensiv-Einstieg und drei bis sechs Wochen Kurdauer.

Abnehmkur im Sommer

Im Sommer ist der Wunsch nach einer schlanken Figur besonders stark ausgeprägt-

Glücklicherweise fällt das Abnehmen im Sommer auch besonders leicht.

Der Appetit auf schwere Mahlzeiten wird durch die Hitze stark verringert. Natürlich muss man dennoch darauf achten, dass man sich nicht durch reichlich Eiscreme oder süße Erfrischungsgetränke unnötige Kalorien zuführt.

Das sonnige Wetter verstärkt die Freude an der Bewegung in frischer Luft. Es macht Spaß zu schwimmen, Radtouren oder Wanderungen zu unternehmen.

So können die Kilos leicht dahin schmelzen.

Auch wenn es verlockend ist, sollte man gerade im Sommer darauf achten, dass man nicht zu schnell abnimmt. Zu schnelles Abnehmen ist nämlich nicht nur ungesund, sondern führt auch zu schlaffer Haut (siehe Seite 97 - Probleme durch schnelles Abnehmen).

Folgende Schüssler-Salze bilden die Basis der Sommer-Abnehmkur:

- Nr. 5 Kalium Phosphoricum D6
- Nr. 9. Natrium Phosphoricum D6
- Nr. 10. Natrium Sulfuricum D6

Diese Schüssler-Salze haben folgende Wirkungen, die sie für die Abnehm-Kur im Sommer geeignet machen:

- **Nr. 5 Kalium Phosphoricum**
  - o Hilft gegen Schwitzen

Jahreszeiten-Kuren

- o Lindert Schweißausbrüche
- o Verringert Antriebsschwäche
- o Wirkt vitalisierend
- o Hilft gegen Benommenheit und Erschöpfung
- o Lindert Schlaflosigkeit
- o Wirkt gegen Schwindel
- o Stärkt den Kreislauf
- o Lindert Wetterfühligkeit
- **Nr. 9. Natrium Phosphoricum**
  - o Baut Übergewicht ab.
  - o Stärkt den Stoffwechsel
  - o Wirkt belebend
  - o Lindert Heißhunger nach Süßigkeiten.
  - o Lindert Heißhunger nach fetter Nahrung.
  - o Hilft Übersäuerung abzubauen.
  - o Wirkt entgiftend
  - o Hilft erhöhte Blutfettwerte abzubauen.
  - o Wirkt gegen Arteriosklerose.
  - o Hilft gegen Cellulite.
  - o Stärkt den Durst auf Wasser.
  - o Stärkt die Lust auf Bewegung.
- **Nr. 10. Natrium Sulfuricum**
  - o Baut Übergewicht ab.
  - o Lindert Heißhunger.
  - o Hilft gegen geschwollene Füße
  - o Wirkt gegen Ödeme
  - o Verringert Kopfschmerzen
  - o Hilft gegen Lippenbläschen
  - o Wirkt gegen Schwindel
  - o Hilft gegen Schwitzen
  - o Lindert Sonnen-Empfindlichkeit
  - o Verringert hitzebedingte Trägheit
  - o Belebt die Stoffwechselaktivität.
  - o Hilft Giftstoffe abzubauen.
  - o Stärkt den Kreislauf.
  - o Hilft gegen Cellulite.
  - o Hilft gegen Aufgeschwemmtheit.
  - o Stärkt die Verdauung.
  - o Stärkt den Durst auf Wasser

Zum Einreiben können Sie folgende Schüssler-Creme oder Lotion verwenden:

- Lotion Nr. 11 Silicea

Für den Sommer eignet sich eine leichte Creme oder Lotion besser als eine fettreiche Salbe. In der Sommerhitze fühlt sich eine Lotion meistens angenehm an, weil sie schnell einzieht und die Haut befeuchtet.

Die Lotion oder Creme Nr. 11 ist sehr gut geeignet, um die Haut und das Gewebe für den Sommer zu stärken, weil sie:

- das Bindegewebe stärkt
- die Haut elastisch macht
- gegen Orangenhaut wirkt
- Falten vermindert
- Schwangerschaftsstreifen verringert
- Krampfadern lindert
- die Bänder stärkt

Die Durchführung der Kur entspricht der Beschreibung ab Seite 120 (Anwendung der ausgewählten Schüssler-Salze) mit Heißgetränk, Intensiv-Einstieg und drei bis sechs Wochen Kurdauer.

Abnehmkur im Herbst

Im Herbst fällt das Abnehmen relativ schwer.

Uralte Instinkte drängen uns dazu, reichlich zu essen, um uns einen Fettvorrat für die kalte Jahreszeit anzufuttern. Der Körper weiß nicht, dass solch ein Wintervorrat heutzutage nicht mehr notwendig ist.

Daher müssen wir mit unserem Verstand gegensteuern.

Statt fettreicher Kost können wir das Herbstbedürfnis des Körpers beispielsweise durch schmackhafte Gemüsesuppen stillen.

Der Herbst bietet auch eine reiche Obstauswahl, beispielsweise Weintrauben und Äpfel. Diesem Obst kann man reichlich zusprechen, wenn man sich den Herbst zum Abnehmen vorgenommen hat.

Da das Wetter oft noch mild ist, aber nicht mehr so drückend heiß wie im Sommer, eignet sich der Herbst sehr gut für Ausdauer-Sport.

Jahreszeiten-Kuren

Für Regenphasen kann man sich einen Hometrainer anschaffen oder ins Fitnessstudio gehen.

Wenn man die fatalen Mechanismen des Körpers kennt und gezielt austrickst, kann man auch im Herbst sehr gut abnehmen.

Folgende Schüssler-Salze bilden die Basis der Herbst-Abnehmkur:

- Nr. 3 Ferrum Phosphoricum D12
- Nr. 4. Kalium Chloratum D6
- Nr. 10. Natrium Sulfuricum D6

Diese Schüssler-Salze haben folgende Wirkungen, die sie für die Abnehm-Kur im Herbst geeignet machen:

- **Nr. 3 Ferrum Phosphoricum**
  - o Stärkt die Abwehrkräfte
  - o Fördert die Anpassung an die kalte Jahreszeit
  - o Wirkt aufheiternd und fördert die Lebensfreude
  - o Stärkt für neue Aufgaben in Beruf und Alltag
  - o Schützt vor Erkältungen
  - o Verhindert Frieren
  - o Vitalisiert
- **Nr. 4. Kalium Chloratum**
  - o Baut Übergewicht ab.
  - o Lindert Heißhunger.
  - o Hilft Giftstoffe abzubauen.
  - o Leitet Abfallstoffe aus.
  - o Stärkt den Kreislauf.
  - o Hilft gegen Schlappheit.
- **Nr. 10. Natrium Sulfuricum**
  - o Baut Übergewicht ab.
  - o Lindert Heißhunger.
  - o Fördert den Fettstoffwechsel.
  - o Belebt die Stoffwechselaktivität.
  - o Hilft Giftstoffe abzubauen.
  - o Stärkt den Kreislauf.
  - o Hilft gegen Cellulite.
  - o Hilft gegen Aufgeschwemmtheit.
  - o Stärkt die Verdauung.
  - o Stärkt den Durst auf Wasser

Zum Einreiben können Sie folgende Schüssler-Salbe verwenden:

- Salbe Nr. 11 Silicea

Diese Salbe ist sehr gut geeignet, um die Haut für den Herbst zu stärken, weil sie:

- das Bindegewebe stärkt
- die Haut elastisch macht
- die Gelenke stärkt
- Krampfadern lindert
- die Bänder stärkt

Die Durchführung der Kur entspricht der Beschreibung ab Seite 120 (Anwendung der ausgewählten Schüssler-Salze) mit Heißgetränk, Intensiv-Einstieg und drei bis sechs Wochen Kurdauer.

Abnehmkur im Winter

Der Winter ist meistens eine schwierige Zeit für Abnehmwillige.

Vor allem in der Weihnachtszeit sind die kulinarischen Verlockungen immens. Es sind nicht nur die eigentlichen Weihnachtstage, an denen man sich vor lauter Braten und Plätzchen kaum retten kann, sondern schon die ganze Adventszeit ist voller Leckereien.

Hinzu kommt meist kaltes Wetter, das Outdoor-Sportarten erschwert, es sei denn, man ist ein großer Wintersport-Fan.

Am besten setzt man sich für das Abnehmen im Winter keine allzu hohen Ziele.

Folgende Schüssler-Salze bilden die Basis der Winter-Abnehmkur:

- Nr. 4. Kalium Chloratum D6
- Nr. 6 Kalium Sulfuricum D6
- Nr. 9. Natrium Phosphoricum D6

Diese Schüssler-Salze haben folgende Wirkungen, die sie für die Abnehm-Kur im Winter geeignet machen:

- **Nr. 4. Kalium Chloratum**
  - Baut Übergewicht ab.
  - Lindert Heißhunger.

Kur-Fragebogen

- o   Hilft Giftstoffe abzubauen.
- o   Leitet Abfallstoffe aus.
- o   Stärkt den Kreislauf.
- o   Hilft gegen Schlappheit.
- **Nr. 6. Kalium Sulfuricum**
  - o   Stärkt Haut und Schleimhäute
  - o   Stärkt die Abwehrkräfte
  - o   Fördert die Belastbarkeit
  - o   Macht Lust auf körperliche Bewegung
  - o   Verhindert Missmut
- **Nr. 9. Natrium Phosphoricum**
  - o   Baut Übergewicht ab.
  - o   Stärkt den Stoffwechsel
  - o   Wirkt belebend
  - o   Verringert Heißhunger nach Advents-Süßigkeiten
  - o   Verringert Heißhunger nach fettreicher Nahrung
  - o   Fördert die Fettverbrennung
  - o   Stärkt die Verdauung
  - o   Hilft Übersäuerung abzubauen.
  - o   Wirkt entgiftend
  - o   Hilft erhöhte Blutfettwerte abzubauen.
  - o   Hilft gegen Cellulite.
  - o   Stärkt die Lust auf Bewegung.

Zum Einreiben können Sie folgende Schüssler-Salbe verwenden:

- Salbe Nr. 1 Calcium Fluoratum

Diese Salbe ist sehr gut geeignet, um die Haut fit für den Frühling zu machen, weil sie:

- trockene Haut nährt
- die Haut strafft
- Verhärtungen des Gewebes aufweicht
- Hautrisse und Schrunden abheilt
- gegen Hornhaut wirkt

Die Durchführung der Kur entspricht der Beschreibung ab Seite 120 (Anwendung der ausgewählten Schüssler-Salze) mit Heißgetränk, Intensiv-Einstieg und drei bis sechs Wochen Kurdauer.

Abnehmkur im Winter

Kur-Fragebogen

Stellen Sie Ihre individuelle Schüssler-Abnehmkur zusammen.

Dies ist ein Selbsttest-Fragebogen, mit dem Sie herausfinden können, welche Schüsslersalze in der aktuellen Situation am besten zu Ihnen passen.

Alle in diesem Buch behandelten Faktoren wie Lebensphase, Abnehmhindernisse, Begleiterkrankungen und Antlitzanalyse werden bei diesem Test berücksichtigt.

Durch Ankreuzen der zutreffenden Fragen, erfahren Sie, welche Schüsslersalze Ihnen optimal beim Abnehmen helfen können.

Durchführung

Sie können sich diese Buchseiten kopieren, wenn Sie nicht im Buch direkt schreiben wollen.

Sie können das Formular auch kostenlos als PDF-Datei runterladen und ausdrucken:

http://erfolgreich-abnehmen-mit-schuessler-salzen.de/buch/selbsttest-fragebogen.pdf

Oder Sie führen den Test direkt online im Internet durch. Dann übernimmt unsere Test-Software sogar die Auswertung für Sie:

http://erfolgreich-abnehmen-mit-schuessler-salzen.de/buch/selbsttest-fragebogen.htm

Kreuzen Sie zutreffende Fragen einfach an.

Lebensphase

In welcher Lebensphase befinden Sie sich?

1.1	Sind Sie Kind oder Jugendlicher?	
1.2	Sind Sie ein Mädchen und in der Pubertät?	
1.3	Sind Sie ein junger Erwachsener?	
1.4	Sind Sie eine junge Mutter?	
1.5	Sind Sie im mittleren Alter?	

131

Kur-Fragebogen

1.6	Sind Sie in den Wechseljahren?	
1.7	Sind Sie im Rentenalter?	
1.8	Sind Sie im hohen Alter?	

Jahreszeit

In welcher Jahreszeit wollen Sie abnehmen?

2.1	Wollen Sie im Frühling abnehmen?	
2.2	Wollen Sie im Sommer abnehmen?	
2.3	Wollen Sie im Herbst abnehmen?	
2.3	Wollen Sie im Winter abnehmen?	

Lebensumfeld

Wie gestaltet sich Ihr Lebensumfeld?

3.1	Neigen Sie schon länger zu Übergewicht?	
3.2	Gibt es mehrere Übergewichtige in Ihrer Familie?	
3.3	Haben Sie schon oft ab und wieder zu genommen?	
3.4	Sind sie schon mit schlechten Ernährungsgewohnheiten aufgewachsen?	
3.5	Bewegen Sie sich wenig?	
3.6	Haben Sie Schwierigkeiten mit einer gesunden Ernährung?	
3.7	Trinken Sie zu wenig?	
3.8	Haben Sie sich vor Kurzem das Rauchen abgewöhnt?	
3.9	Sind Sie arm?	
3.10	Leiden Sie unter Existenzängsten?	
3.11	Fehlt Ihnen Wissen über Ernährung und Körperfunktionen?	
3.12	Leiden Sie unter Schlafmangel?	

Abnehmkur im Winter

| 3.13 | Stehen Sie unter Dauerstress? | |

Heißhunger

Heißhunger als Abnehmhindernis.

4.1	Haben Sie häufig Heißhunger?	
4.2	Haben Sie häufig Heißhunger auf Süßigkeiten?	
4.3	Haben Sie häufig Heißhunger auf Salziges?	
4.4	Haben Sie häufig Heißhunger auf Fettiges?	

Krankheiten und Gesundheitsstörungen

Unter welchen Krankheiten leiden Sie?

5.1	Leiden Sie unter Diabetes?	
5.2	Leiden Sie unter Schilddrüsen-Unterfunktion?	
5.3	Leiden Sie unter Bluthochdruck?	
5.4	Leiden Sie unter Arteriosklerose?	
5.5	Leiden Sie unter Arthrose?	
5.6	Leiden Sie unter Krampfadern?	
5.7	Leiden Sie unter geschwollenen Füßen?	
5.8	Leiden Sie unter Kurzatmigkeit?	
5.9	Leiden Sie unter Hyperurikämie oder Gicht?	
5.10	Neigen Sie zu Gallensteinen?	
5.11	Neigen Sie zu schlaffer Haut?	
5.12	Leiden Sie möglicherweise unter einer Östrogendominanz (PMS, Kurze Zyklen)?	
5.13	Leiden Sie unter Übersäuerung?	
5.14	Leiden Sie unter Verdauungsschwäche?	
5.15	Leiden Sie unter Verschlackung?	

Kur-Fragebogen

Antlitzanalyse - Augen

Wie sieht Ihre Augenpartie aus? Betrachten Sie sich zur Beantwortung dieser Fragen am besten im Spiegel.

6.1	Würfelfalten um die Augen	
6.2	Gefächerte Falten unterhalb der Augen	
6.3	Braun-schwarze Einfärbung um die Augen	
6.4	Blau-schwarzer Schatten an der Nasenwurzel und unter den Augen	
6.5	Verklebte Augen	
6.6	Graue Augenpartie	
6.7	Dunkle Augenlider	
6.8	Zucken der Augenlider	
6.9	Feuchter Glanz auf dem Oberlid, ähnlich wie Schneckenschleim (Gelatine-Glanz)	
6.10	Helle Augenlider	
6.11	Weiße Absonderungen der Augen	
6.12	Rötungen am äußeren Augenwinkel	
6.13	Tiefliegende Augen	
6.14	Schlupflider	
6.15	Lachfalten	
6.16	Krähenfüße	

134

Abnehmkur im Winter

Antlitzanalyse - Gesicht und Kopfpartie

Wie sieht Ihr Gesicht und Ihr Kopf aus? Betrachten Sie sich zur Beantwortung dieser Fragen am besten im Spiegel.

7.1	Rissige Lippen, Mundwinkel, Hände, Finger	
7.2	Käsige Gesichtsfarbe	
7.3	Gerötete Stirn, Wangen	
7.4	Aschgraue Haut, vor allem am Kinn	
7.5	Braun-gelbe Haut	
7.6	Sommersprossen	
7.7	Rote, runde Flecken auf den Wangen (immer oder zeitweilig)	
7.8	Große Hautporen	
7.9	Trockene Haut	
7.10	Fettige Haut	
7.11	Pickel, Mitesser	
7.12	Grün-gelbe Gesichtsfarbe, vor allem Stirn und Schläfen	
7.13	Glänzende Haut, wie lackiert (Glasurglanz)	
7.14	Weiße, alabasterartige Hautfärbung (wie Gips)	
7.15	Altersflecken	
7.16	Geschwollene Lymphknoten	
7.17	Verschwitzte Haare	
7.18	Kopfschuppen	
7.19	Geheimratsecken	
7.20	Doppelkinn	

Kur-Fragebogen

Auswertung

In der nachfolgenden Tabelle finden Sie die Auswertungen zu den einzelnen Fragen. In der Spalte "Salze" stehen jeweils die Schüsslersalz-Nummern, die zu den Fragen passen.

Frage	Salze
1.1	1,9
1.2	7
1.3	1,10
1.4	7,11
1.5	1,9
1.6	7,8
1.7	1,10
1.8	1,9
2.1	8,9,10
2.2	5,9,10
2.3	3,4,10
2.3	4,6,9
3.1	4,6,9,10,12
3.2	7,10,12
3.3	8,10
3.4	7,10
3.5	1,3,6,10
3.6	7,10
3.7	8,9,10,11
3.8	7
3.9	8

3.10	2,5,7
3.11	7
3.12	5,7,12
3.13	2,5,7
4.1	4
4.2	7,9
4.3	8
4.4	9
5.1	6,7,9,10,11
5.2	7
5.3	3,5,7
5.4	1,7,9
5.5	6,8
5.6	1,4,9,11
5.7	8,10
5.8	1,5,11
5.9	4,8,11,12
5.10	1,9,10,11
5.11	1,2,7,8,11
5.12	1,2,7
5.13	9
5.14	4,6,9,10

5.15	6,8,9,10
6.1	1
6.2	1
6.3	1
6.4	3
6.5	4
6.6	5
6.7	6
6.8	7,11
6.9	8
6.10	8
6.11	8
6.12	10
6.13	11
6.14	11
6.15	11
6.16	11
7.1	1
7.2	2,4
7.3	3
7.4	5
7.5	6

Auswertung

7.6	6		7.12	10		7.18	8
7.7	7		7.13	11		7.19	11
7.8	8,9		7.14	12		7.20	9
7.9	8		7.15	12			
7.10	9		7.16	4			
7.11	9		7.17	2			

Strichliste führen

Führen Sie in der untenstehenden Liste eine Strichliste für all die Schüsslersalz-Nummern, die zu den Fragen gehören, die Sie angekreuzt haben.

Salz	Strichliste	Summe
Nr. 1		
Nr. 2		
Nr. 3		
Nr. 4		
Nr. 5		
Nr. 6		
Nr. 7		
Nr. 8		
Nr. 9		
Nr. 10		
Nr. 11		
Nr. 12		

Zählen Sie am Schluss für jedes Salz alle Striche zusammen.

Kur-Fragebogen

Die 3 Schüsslersalze mit den höchsten Punktzahlen sind die Schüsslersalze für Ihre Kur.

Ihre Kursalze

Tragen Sie hier Ihre drei Kursalze ein.

Nr.	Name	Anzahl
Nr.		
Nr.		
Nr.		

Durchführung der Kur

Die Durchführung der Kur entspricht der Beschreibung ab Seite 120 (Anwendung der ausgewählten Schüssler-Salze):

- Heißgetränk zum Auftakt. Je Salz 3 Tabletten in heißem Wasser auflösen
- 3 Tage Intensiv-Einstieg mit 6 mal täglicher Tabletten-Einnahme. Jeweils je Salz 1 Tablette.
- Drei bis sechs Wochen Kurdauer mit 3 mal täglicher Tabletten-Einnahme. Jeweils je Salz 1 Tablette.

Wenn Sie wollen, können Sie ergänzend wahlweise die Salbe 1 oder 11 ein bis zwei Mal täglich auf Ihre Problemzonen einreiben.

Ernähren Sie sich während der Kur gesund und kalorienbewusst.

Treiben Sie außerdem regelmäßig Sport. Drei bis fünf Mal pro Woche 30-90 Minuten sind empfehlenswert.

Auswertung

Anwendungsgebiete von A bis Z

Hier finden Sie eine Liste der Anwendungsgebiete, die mit dem Abnehmen zusammenhängen. In dieser Liste finden Sie sowohl Krankheiten, Abnehmblockaden als auch psychische Aspekte.

Die Zahlen stehen für die Nummern der passenden Schüsslersalze.

Abbau von Giften: 3, 5, 25, 26
Abgeschlagenheit: 15
Abgespanntheit: 15
Abhängigkeit: 2, 3, 6, 12, 25
Adipositas: 4, 9, 12, 22, 27
Amalgamvergiftung: 8
Anazidität: 3, 5, 8, 13
Angespanntheit: 7, 10, 16
Antriebsschwäche: 8
Arteriosklerose: 1, 7, 9, 15, 16, 17, 22, 25, 26
Arthrose: 6, 8
Atemnot: 4, 5, 6, 7, 8, 13, 19, 25
Aufgedunsenes Gesicht: 8, 10, 13, 15
Aufgeschwemmtheit: 8, 10, 13, 15
Ausdauer: 2, 3, 7, 8, 9, 10, 11, 13, 19, 24, 25
Ausleitung: 4, 6, 8, 10, 11, 18
Bandscheibenschäden: 1, 8
Beengungsgefühl: 1, 6, 7, 17, 25
Begeisterungsfähigkeit: 7
Beharrlichkeit: 8, 10, 11
Betrübnis: 9, 16
Bewegungsmangel: 1, 3, 6, 10, 17
Bluthochdruck: 3, 5, 7, 8, 16, 25
Blähungen: 3, 6, 7, 9, 16, 19
Cellulite: 8, 9, 10, 11
Darmträgheit: 7, 8, 10, 18, 20
Dauerstress: 2, 5, 7, 17, 22, 26

Diabetes: 6, 7, 9, 10, 11, 17, 21, 23, 26
Durchblutungsstörungen: 3, 5, 17, 18
Durst: 23
Durstmangel: 8, 9, 10, 11
Entgiftung: 6, 8, 9
Entwöhnung: 7, 13, 19, 24
Erhöhte Blutfettwerte: 9
Erhöhte Cholesterinwerte: 17
Ernährungsfehler: 7, 10, 20
Essstörung: 7, 9, 22
Esssucht: 7
Fetthunger: 9, 23, 27
Fettstoffwechselstörung: 1, 9, 10
Fettsucht: 4, 9, 12, 22, 23, 27
Gallenschwäche: 10, 16, 19, 23
Gallensteine: 1, 9, 10, 11, 16, 19, 23
Geschwollene Füße: 8, 10
Gewebe-Straffung: 2, 7, 11, 17, 18, 19
Gewebsverhärtungen: 1
Gicht: 4, 8, 11, 12, 13, 15, 17, 18, 23, 25
Gier: 2, 5, 21
Giftstoffe-Abbau: 1, 2, 3, 4, 5, 12, 20, 27
Harnsaure Ablagerungen: 9, 11, 15, 25
Harnsäure Überschuss: 9, 11, 15, 25

139

Anwendungsgebiete von A bis Z

Heißhunger: 4
Heißhunger auf Salziges: 8
Heißhunger nach Süßigkeiten: 7,
9
Hormonelle Dysregulation: 3, 5
Krampfadern: 1, 4, 9, 11
Kreislaufschwäche: 4
Kurzatmigkeit: 1, 5, 11
Mattigkeit: 1, 2, 6, 10, 24
Meteorismus: 3, 6, 7, 9, 13, 16,
19, 20
Mutlosigkeit: 11, 18, 20
Müdigkeit: 2, 3, 9, 13, 14, 16,
17, 20, 22
Obstipation: 7, 8, 10, 18, 20
Orangenhaut: 9, 11
Quecksilbervergiftung: 8, 18
Roemheld-Syndrom: 3, 5, 7, 10,
19, 20
Schilddrüsenunterfunktion: 7,
13, 14, 15
Schlaffe Haut: 1, 2, 7, 8, 11
Schlaffer Bauch: 1, 11
Schlaffes Gewebe: 1, 2, 7, 8, 11,
18, 19
Schwache Gelenke: 1, 8, 11, 17,
18, 19
Schwangerschaftsstreifen: 1, 11
Schwermut: 5, 11, 14, 15, 22
Schwitzen: 2, 5, 6, 7, 8, 9, 10,
11, 15, 22
Selbstbewusstsein: 3, 11
Selbstdisziplin: 2, 16, 21, 25
Selbsteinschätzung: 2, 12, 16, 20
Selbsterkenntnis: 6, 11, 12, 16
Selbsthass: 8, 24, 26, 27
Selbstkritik: 2, 8, 17
Selbstmitleid: 3, 8, 13, 19, 24

Selbstvertrauen: 1, 2, 3, 5, 11,
12, 14, 24, 26
Selbstvorwürfe: 8, 24, 27
Spannkraft: 2, 3, 5, 7, 26, 27
Stoffwechselschwäche: 9, 10
Stress: 2, 5, 7, 17, 22, 26
Struma: 1, 2, 5, 7, 15, 21
Suchtneigung: 2, 5, 7, 13, 16, 25
Trägheit: 2, 8, 10, 13, 15, 20, 22
Ungeduld: 1, 5, 16, 23
Venenschwäche: 17, 18
Verdauungsschwäche: 4, 6, 9,
10, 15, 22, 23
Verstopfung: 7, 8, 10, 18, 20
Vitalisierung: 1, 2, 3, 5, 12, 23
Völlegefühl: 6
Wasserbauch: 8, 10
Wassereinlagerungen: 8, 10, 13,
15
Wechseljahresbeschwerden: 1, 7,
24, 25
Willensschwäche: 3, 12, 18, 20
Willensstärke: 1, 2, 3, 5, 8, 12,
21, 24
Xanthelasmen: 1, 9, 10
Zuckerkrankheit: 6, 7, 8, 9, 10,
11, 17, 21, 23, 26, 27
Zuckerstoffwechsel: 8, 10, 17,
21, 23, 26, 27
Zwanghaftigkeit: 1, 4, 12, 16, 20
Zwerchfellbruch: 1, 3, 5, 8, 9
Zwänge: 1, 4, 12, 16, 20
Ödeme: 8, 10, 13, 15
Östrogen-Dominanz: 1, 2, 7, 14,
24, 25
Übergewicht: 4, 6, 7, 9, 10, 12
Übermäßiges Schwitzen: 11
Übersäuerung: 9, 18, 25

Schüßlersalze im Internet

Im Internet finden Sie auf zahlreichen Webseiten Informationen über Schüßlersalze.

Speziell zu dem vorliegenden Buch gibt es eine extra Webseite, auf der Sie alle Seiten lesen und durchsuchen können:

Webseite zum Buch:

www.erfolgreich-abnehmen-mit-schuessler-salzen.de

Webseiten über Schüßlersalze

Hier finden Sie die Internetadressen unseren Schüßlersalz-Projekten:

www.schuessler-salze-liste.de
Heilen durch Mineralsalze, ohne Nebenwirkung, Antlitzanalyse,...

www.schuessler-abnehmen.de
Abnehm-Kur mit Schüßler-Salzen und Ernährungstipps.

www.schuessler-salze-zum-abnehmen.de
27 Schüßler-Salze, die beim Abnehmen helfen.

www.schuessler-salben-und-cremes.de
Schüßler-Salben und Cremes selbstgemacht. Mit Buch.

www.lexikon-der-schuessler-salze.de
Schüßler-Salze und ihre Anwendung von A bis Z.

www.schuessler-salze-fuer-frauen.de
Schüßlersalze zur Förderung der Frauengesundheit.

www.schuessler-salze-in-den-wechseljahren.de
Schüßlersalze zur Behandlung von Wechseljahrsbeschwerden.

www.schuessler-salze-in-der-schwangerschaft.de
Schüßlersalze gegen Schwangerschaftsbeschwerden.

www.schuessler-salze-fuer-kinder.de
Kinder mit Schüßlersalzen behandeln.

www.schuessler-salze-tiere.de
Haustiere mit Schüßlersalzen behandeln.

www.schuessler-salze-bestellen.de
Informationen über Bezugsquellen und Qualitätsmerkmale.

Stichwortverzeichnis

Webseiten über andere Gesundheitsthemen

www.homoeopathie-liste.de
Über 250 Arzneimittelbilder, Konstitutionstherapie, Potenzen.

www.heilkraeuter.de
Heilkräuter-Lexikon, Kräuterwanderungen und vieles mehr.

www.lexikon-der-aromatherapie.de
Lexikon über Aromatherapie, ätherische Öle, Wirkungsweise,
Anwendungen.

www.naturkosmetik-selbstgemacht.de
Rezepturen, Foto-Anleitungen, Zutaten, Kräuteröle.

www.akupressurpunkte-liste.de
Gesundheits-Beschwerden mit den Händen behandeln.

www.bachblueten-liste.de
Bachblüten für die Seele - mit Infos und Selbsttest.

www.heilsteine-liste.de
Feinstoffliche Heilkunde mit Edelsteinen

www.heilen-mit-wasser.de
Wasser als Heilmittel gegen zahlreiche Beschwerden.

www.euvival.de
Webseiten-Verzeichnis der Autorin Eva Marbach.

Stichwortverzeichnis

Abnehmhindernisse 75
Abnehmkur 119
Alltagsbewegungen 112
Antlitzanalyse 113
Anwendung 11
Armut 82
Arsenum jodatum 57
Arteriosklerose 92
Arthrose 94
Aurum chlor. natr. 58
Ausdauer-Sportarten 109
Bauchfett 91
Bewegung 107
Bewegungsmangel 77
Biochemie 10
Blutfettwerte 92
Bluthochdruck 93
Broteinheit 13
Calcium carbonicum 55
Calcium chloratum 63
Calcium Fluoratum 14
Calcium Phosphoricum 17
Calcium sulfuratum 51
Calcium Sulfuricum 44
Cholesterin 92
Cuprum arsenicosum 52
Dauerstress 79
Diabetes 81, 93
Diabetiker 13
Diäten 104
Dickmacher 103
Dr. Schüßler 10
Energiegehalt 104
Entschlacken 88
Ergänzungsmittel 46
Erhöhte Blutfettwerte 92
Erhöhte Harnsäurewerte 99
Ernährung 100

Ernährungsirrtümer 103
Ernährungsumstellung 100
Ernährungsvorlieben 106
Existenzängste 83
Ferrum chloratum 64
Ferrum Phosphoricum 20
Ferrum sulfuricum 65
Flüssigkeitsmangel 89
Fragebogen 131
Frühling 123
Frühstück 102
Funktionsmittel 14
Gallensteine 98
Gartenarbeit 112
Geschwollene Füße 95
Getränke 105
Gewohnheiten 76
Gicht 99
Globuli 11
Harnsäure 99
Heiße Sieben 13
Heißgetränk 13
Heißhunger 85, 106
Herbst 127
Hickethier 113
Hochdosiert 12
Hoher Blutdruck 93
Hohes Alter 74
Homöopathie 10
Hüftfett 91
Hyperurikämie 99
Inneres Bauchfett 91
Jahreszeiten-Kuren 123
Joachim Broy 61
Jojo Effekt 97
Jugendliche 69
Junge Erwachsene 70
Kalium alum. sulf. 53

Stichwortverzeichnis

Kalium arsenicosum **46**
Kalium bichromicum **60**
Kalium bromatum **47**
Kalium Chloratum **23**
Kalium jodatum **48**
Kalium Phosphoricum **25**
Kalium Sulfuricum **27**
Kaloriengehalt 104
Kinder 12, **68**
Krampfadern **95**
Kurzatmigkeit **96**
Laktose 11
Lebensphase **68**
Light-Produkte **105**
Lithium chloratum **49**
Magnesium chloratum **66**
Magnesium fluoratum **62**
Magnesium Phosphoricum **29**
Magnesium sulfuricum **67**
Manganum sulfuricum **50**
Milchzucker 10, 11
Mineralsalz 10
Mittleres Alter **71**
Molekül-Verbände 10
Mundschleimhaut 10
Natrium bicarbonicum **56**
Natrium Chloratum **32**
Natrium fluoratum **61**
Natrium Phosphoricum **35**
Natrium Sulfuricum **38**
Obstipation 77
Ödeme 95
Östrogendominanz **80**
Pastillen **11**
Potenzen **10**
Purine 99
Rauchentwöhnung **90**
Regelpotenz 11
Rentenalter **73**

Ruhetag **111**
Salbe 14, 120
Satt sein **101**
Schilddrüsen-Störungen **79**
Schlacken 88
Schlaffe Haut **97**
Schlafmangel **78**
Schnelles Abnehmen **97**
Schulmedizin 10
Schwitzen **110**
Selenium **59**
Senioren **73**
Silicea **41**
Sommer 125
Sonnerschau **113**
Sport **107**
Stoffwechsel 9
Stoffwechsel-Schlacken **88**
Tabletten **11**
Triglyceride 92
Trinken 89
Tropfen 11
Übergewicht **9, 68**
Übersäuerung **87**
Unwissenheit 84
Veranlagung **75**
Verdauungsschwäche **77**
Verdünnungsstufe 10
Verschlackung 88
Verstopfung 77
Vorbilder **76**
Wassermangel **89**
Webseiten 141
Wechseljahre **72**
Winter 129
Wirkungsweise 10
Wissenslücken **84, 103**
Zincum chloratum **54**
Zuckerkrankheit 81, 93